AF462040

RECUEIL
DES
PRINCIPAUX REMÈDES
ASSURÉS ET ÉPROUVÉS,

Pour préserver et guérir les Bœufs, Vaches, Veaux, Moutons, Chèvres et Cochons, de toutes sortes de maladies ; — Avec des moyens de les bien élever, nourrir, faire profiter et engraisser à peu de frais en tout temps ; — Et des remarques pour connaître et choisir la meilleure qualité de différentes espèces de Bétail.

Ouvrage [illegible] utile et très-nécessaire, tiré des m[illegible]urs auteurs approuvés.

Nouvelle Édition, revue et augmentée.

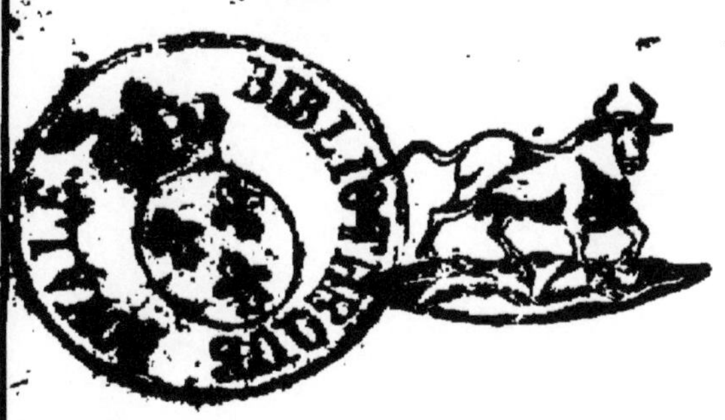

A ÉPINAL,
CHEZ PELLERIN, IMPRIMEUR — LIBRAIRE.

1821.

AVERTISSEMENT.

Garder et rendre la santé,
Est-il un soin mieux employé?
Travaillez donc aux bons momens;
Après la mort, il n'est plus temps.

PERSONNE n'ignore que tout animal est sujet aux maladies, que si on néglige d'apporter à plusieurs des remèdes convenables à temps utile, elles augmentent de façon que souvent l'animal périt après avoir infecté et jeté la mortalité au troupeau.

Quelques personnes de la campagne, les unes par pauvreté, les autres par avarice, tuent des bêtes malades, quand l'espérance de les guérir leur manque. La viande malsaine occasionne des maladies à ceux qui en mangent; ces maladies se communiquent et répandent quelquefois la contagion parmi le genre humain.

On remédie à cette double mortalité, 1° en préservant le bétail des maladies; 2° en y apportant remède dès qu'on les connaît: mais beaucoup de gens ne connaissent pas suffisamment les maladies. Cette connaissance est néanmoins tellement nécessaire, que sans elle tous remèdes employés au hasard, produiraient plutôt un mauvais effets qu'un bon.

C'est ce qui a déterminé l'idée de ce Recueil, où on explique les maladies moins communes, leurs symptômes ou signes, causes et remèdes.

Les soins qu'on prendra de le lire et faire ce qu'il convient, rapporteront toujours avec usure le profit et les douceurs qu'on tirera du bétail qui est la ressource et la richesse de la campagne.

Ce recueil est tiré de différens auteurs approuvés; savoir : du Dictionnaire économique, par M. Chomel, *curé de la paroisse de S Vincent de Lyon; revu, corrigé et augmenté, par M.* Marret, *docteur en médecine, et imprimé à Commerci en* 1741; *de la nouvelle Maison rustique de M.* Liger, *ouvrage de plusieurs médecins, imprimé à Paris en* 1762; *du Manuel des Champs, par M.* De Chanvalon, *prêtre de l'ordre de Malte, imprimé à Paris en* 1764; *et autres auteurs qu'on nommera ensuite de ce qui en sera extrait.*

On espère que ce recueil sera d'autant plus utile au public, qu'il y a toujours eu quelque part des maladies; que les remèdes qu'il contient, sont assurés et éprouvés, même selon les propres termes du titre de Chomel, *et que les livres des auteurs dont ils sont tirés, quoique très-précieux, sont ès mains de peu de gens de la campagne, parce qu'ils contiennent toute l'economie rurale, ce qui les rend chers; de façon qu'il n'y a que les personnes riches qui puissent les acheter; que d'ailleurs la perte de quelques pièces de bétail acheté souvent à crédit, entraîne la ruine de quantité de familles.*

Le prix de ce recueil sera si modique, qu'il ne coûtera pas à beaucoup près, ce que l'avarice de quelques connaisseurs exige souvent pour un seul remède, sans en vouloir communiquer la recette ou le secret: qu'ainsi chacun pouvant se le procurer aisément, maîtres, maîtresses, enfans, domestiques et pâtres qui le liront ou se le feront lire souvent, se rendront la connaissance des maladies et des remèdes, tellement familière, qu'en composant eux-mêmes ces remèdes, ils guériront fort aisément les maladies dans leur naissance; ils en préserveront leurs bestiaux dans le cas de danger, en faisant usage des préservatifs qu'on indique au commencement; car on ne croit rien hasarder de dire que, (moyennant le secours divin), il y a de quoi préserver et guérir toutes sortes de maladies guérissables, c'est-à-dire, qu'il faut s'y prendre dans les commencemens, parce que si on néglige, et que le venin se répande dans la masse du sang, elles deviennent ordinairement incurables.

Plus vous lirez et pratiquerez,
Plus vous saurez et profiterez :
Prenez donc bien vos précautions,
Vous serez sûrs en toutes saisons.

Quelques envieux qui, pour gagner leur vie, font profession de travailler aux remèdes des maladies du bétail, s'efforceront peut-être à décrier ce recueil; mais le pu-

blic n'en sera pas dupe, lorsqu'il aura fait l'expérience des remèdes qu'il contient : on espère même que les connaisseurs de probité à qui on rend toute la justice qu'ils méritent, la rendront à leur tour, et sauront bon gré de quantité de nouvelles connaissances qu'ils y trouveront, de même que dans les originaux qu'on a cités, pour y avoir recours au cas de besoin; il y a même plusieurs experts qui, fatigués d'ouvrage et zélés pour le bien public, ayant vu ce recuil ont témoigné le désir qu'on le rendît public.

Que penser des gens qui attribuent les causes naturelles des maladies, aux maléfices, sortiléges et magies? Que dire de ceux qui vont aux devins, et des devins qui les entretiennent dans leurs illusions diaboliques? Peuvent-ils impunément ignorer que Dieu nous apprend dans l'Écriture sainte, qu'il a créé les remèdes aux maladies? Pourquoi les a-t-il créés?

Il périt une quantité prodigieuse d'animaux, faute de les secourir comme il convient : ce n'est pas manque de bonne volonté; car on sait qu'il y a des gens qui courraient plutôt aux remèdes pour un bœuf ou une vache malade, que pour une personne.

Chacun pouvant donc apprendre ici la science nécessaire, aura l'agrément et le profit de l'expérience qu'il en fera, par les différentes pratiques de remèdes mis après chaque maladie, afin d'en faciliter le choix.

On trouve chez les apothicaires les drogues qui manquent à la campagne : il est bon de faire provision des plus nécessaires. qui sont de garde, pour les employer aux besoins, surtout dans les maladies qui exigent un prompt soulagement, et par ce moyen éviter la perte ; car elle n'arrive que trop souvent quand on est obligé d'aller chercher des remèdes au loin pendant la maladie.

Il serait même à propos que chaque ménage, du moins quelques uns des plus commodes de chaque village, eussent dans leurs jardins des herbes médicinales les plus nécessaires, et qu'ils en connussent bien la propriété et la vertu, pour s'en servir dans le cas pressant.

Faites attention que, quoiqu'on ait tâché de parler simplement, cependant les gens de campagne qui n'entendent, ne conçoivent ou ne connaissent pas bien les noms français, termes ou mots de maladies, drogues, racines et herbes qu'on y emploie, qu'ils appellent tout autrement, et même de villages à autres, leur donnent quantité de noms différens les uns des autres ; ces gens doivent nécessairement s'adresser à ceux qui sont connaisseurs et savans, pour s'instruire, afin de ne pas prendre une chose pour l'autre : ce qui ferait le mal pour le bien.

Ce recueil est divisé en quatre chapitres. Le premier parle des maladies des Bœufs, Vaches, Taureaux, Genisses et Veaux. Le *second, des Moutons et Brebis. Le troisième, des Chèvres; et le quatrième, des Cochons.* *

Remarquez enfin qu'on connaîtra aisément chaque maladie par sa définition ou explication, de quelle façon on la puisse nommer; que la lettre R, signifie remède : et si quelqu'un doutait du sens des mots suivans qui se trouvent dans cet ouvrage, en voici la signification.

MOTS.	*SIGNIFICATION.*
Cataplasme. .	Emplâtre.
Cautère . . .	Trou dans la chair avec un fer rouge.
Contusion. .	Blessure, meurtrissure.
Décoction . .	Cuisson, ou ce qu'on a fait cuire.
Infuser. . . .	Tremper.
Macérer . . .	Mettre dedans.
Musuraigne .	Petit Rat dont la morsure est venimeuse.
Pustule. . . .	Petite gale ou bouton sur la peau.
Scarifier. . . .	Piquer avec une lancette.
Tumeur . . .	Bosse ou enflure.

* Pour trouver plus aisément les maladies, on les a rangées par ordre alphabétique, ensuite leurs Remèdes: cet orde dispensera de faire une Table.

RECUEIL
DES PRINCIPAUX REMÈDES ÉPROUVÉS.

CHAPITRE PREMIER.

Des Bêtes à cornes.

ARTICLE PREMIER.

Des Bœufs.

Le bœuf n'est pas de gros entretien, et rend beaucoup de profit; à trois ans il est bon pour le labourage, et à neuf ou dix ans, on l'engraisse pour la boucherie.

Du choix des Bœufs.

La conformation des parties du bœuf est la première connaissance qu'il faut avoir pour juger s'il est bon, et remédier à ses maladies.

Des membres du Bœuf.

La tête doit être courte et ramassée; les oreilles grandes, bien velues et bien unies; les cornes fortes, luisantes, vives, et de la moyenne grandeur; le front large et crépu; les yeux gros, noirs et luisans, afin qu'on puisse y voir, comme dans un miroir, son ardeur, son courage, sa santé ou sa maladie; le muffle gros et camus; les naseaux point étroits, mais toujours bien ouverts, afin que le bœuf ait une grande facilité à respirer lorsqu'il travaille; les dents doivent être blanches, longues et égales; car lorsqu'elles sont noires, usées et inégales, c'est une marque que l'animal est vieux et qu'il faut s'en défaire; les lèvres doivent être noires, le cou gros et charnu; les épaules larges, grosses et chargées de chair, et peu mouvantes; la poitrine de même; le fanon, c'est-à-dire, la peau de devant pendante jusques sur les genoux; les reins fort larges; les côtés étendus et non serrés; le ventre spacieux, tombant en bas; les hanches longues; la croupe large, épaisse et ronde; les jambes grosses, nerveuses et charnues; les cuisses de même; le dos droit et plein; la queue pendante jusqu'à terre, garnie de poil touffu et délié; les pieds fermes; le cuir grossier et maniable; les muscles élevés; l'ongle court et large.

Des poils du Bœuf.

Les poils luisans, épais, doux, marquent une santé parfaite; le noir est toujours bon, pourvu qu'il ait quelque blancheur aux pieds ou à la tête, autrement il est lourd et nonchalant à travailler, à cause de la mélancolie qui le domine. Le poil rouge et roux est le meilleur de tous, car étant fort bilieux, il a toujours beaucoup de feu, ce qu'on ne saurait jamais trouver assez dans cet animal qui est extrêmement lent de son naturel: le poil bai n'est pas si ardent que le rouge, mais il dure plus; les bruns travaillent assez, mais se rebutent; les gris, les mouchetés et les blancs ne sont estimés que pour la boucherie.

De l'âge des Bœufs.

On connaît l'âge du bœuf à ses dents et à ses cornes ; à dix mois il jette les premières dents de devant, auxquelles succèdent d'autres moins blanches et plus larges. A seize mois, les dents de lait des côtés tombent à leur tour, et sont remplacées par d'autres moins blanches et plus fortes.

A trois ans, toutes leurs dents ont mué ; et alors elles sont égales, blanchâtres et longues ; et à mesure que le bœuf vieillit, elles s'usent, se raccourcissent et deviennent inégales et noires : il en est de même des vaches et des taureaux.

On connaît aussi l'âge de tous ces animaux, par les anneaux ou nœuds de leurs cornes ; on compte pour trois ans les annelets qui règnent depuis le bout des cornes jusqu'au premier nœud en descendant, parce qu'à trois ans le bœuf perd ce qui lui est venu des cornes, et il y croît une nouvelle petite corne, nette et unie, où il se forme chaque année un nœud semblable à un anneau relevé en bosse ; en sorte qu'à trois ans on juge de son âge par le nombre de ces nœuds.

Manière de former les jeunes Bœufs au trait.

On rapporte ici cet article et celui qui suivra, au sujet de la nourriture, principalement parce qu'ils contribuent à la conservation de la santé.

On choisit, à l'âge d'environ trois ans, deux jeunes bœufs de même taille et de même force ; on les attache à la mangeoire près l'un de l'autre ; on les mène au pâturage, accouplés, et dans les endroits où d'autres bœufs travaillent : quand ils se connaissent, on les attache au timon avec une chaîne qu'on laisse traîner par terre, afin de les accoutumer au bruit; ensuite on les attèle entre des bœufs faits. Il faut les traiter avec beaucoup de patience, de douceur, et ne les point battre qu'ils ne soient dressés; il ne faut point les forcer au travail, ni les mener pendant les grands chauds, les grands froids et autres mauvais temps. L'usage de les couvrir d'une toile quand ils travaillent, est très-bon; elle les garantit des mouches, du grand chaud, du grand froid et des injures de l'air.

ARTICLE II.

Du choix d'une bonne Vache.

Pour tirer d'une vache beaucoup de lait et de veaux, et même la faire servir au labourage et au trait, il faut la choisir de grand corsage, ventre gros, front large, les yeux noirs, ouverts et vifs, les cornes belles, polies et brunes; les oreilles velues; les mâchoires serrées; le fanon grand, ainsi que la queue; la corne du pied petite, et les jambes courtes; les naseaux bien ouverts; les côtes longues; tous les membres gros, jusqu'aux pieds; le pis gros et grand, les trayons gros et longs; le poil court, doux, noir ou moucheté. On connaît l'âge aux dents et aux cornes, comme il a été dit à l'article des bœufs. Le lait blanchâtre et clair manque de substance butireuse, et ne vaut rien.

Des Vaches flandrines et bâtardes.

Il y a en France une race de vaches qui sont beaucoup plus grandes, et qui donnent une fois plus de lait et de beurre que les communes ; elles ont été amenées des Indes en Hollande, et de là en France : on en voit beaucoup dans les provinces du Poitou, d'Aunis et ailleurs ; on en peut avoir partout dans les pâturages gras et abondans. Outre qu'elles donnent du lait au double des communes, elles en donnent toute l'année, excepté quatre ou cinq jours avant de vêler ou faire leurs veaux.

Un taureau flandrin avec les communes, donnera des bâtardes beaucoup plus grandes et meilleures que les communes. Remarquez que dans toutes espèces, quatre vaches bien nourries rapportent plus que six mal nourries.

Des Étables à Vaches.

Elles doivent être tournées au midi, et à l'abri des vents froids ; il faut qu'elles soient toujours sèches et saines : bien des gens y jettent de temps en temps du sel sur le pavé, pour maintenir les bestiaux en santé, égayer leur appétit, et les attirer plus vîte à l'étable quand ils viennent de pâturer. On la tient ouverte en été, pour rafraîchir et renouveller l'air, sans jamais y laisser entrer ni volailles ni cochons, les plumes étant très-nuisibles aux bœufs et vaches, et la fiente de porc leur étant pestilentielle.

Des Vaches pendant qu'elles vêlent.

Il faut les tenir chaudement en hiver ; et au moment de la délivrance repousser et redresser le veau, s'il ne présente pas la tête la première; aussitôt qu'il est né, on répand sur son corps une poignée de sel, autant de miettes de pain, pour exciter la mère à le lécher : on jette tout l'arrière-faix, qui lui est nuisible quand elle le mange, qu'elle reste toujours maigre, et qu'on ne peut l'engraisser quelque chose qu'on fasse. En hiver, on lui donne pendant huit ou dix jours des balles de bled bien criblées, mêlées avec trois picotins de son dans une chaudière pleine d'eau chaude, ensuite de la bonne nourriture; en tous temps un peu d'avoine; et pour boisson, de l'eau tiède, blanchie avec de la farine ou du son.

ARTICLE III.

Choix du Taureau.

Il doit être gras, gros, bien fait, avoir l'oeil noir, éveillé, le regard fier et affreux; le front ouvert, la tête courte; les cornes grosses, courtes et noires; les oreilles longues et velues; le muffle grand, le nez court et droit, le cou fort charnu et fort gros; les épaules et la poitrine larges; les reins fermes et le dos droit; les jambes grosses et charnues; la queue longue et bien couverte de poil; l'allure ferme et sûre; le poil rouge.

L'orge, l'avoine, la vesce, le mettent en rut; s'il marque d'ardeur pour la vache, un torchon dont on lui frotte le muffle, après avoir frotté la nature de la vache, réveille sa vivacité. Son âge de service doit être depuis trois jusqu'à neuf ans.

ARTICLE IV.

Des Veaux nouvellement nés.

APRÈS avoir répandu du sel sur le nouveau né, on lui fait avaler un jaune d'œuf cru, pour lui donner des forces, en le maniant le moins qu'on peut, parce qu'il est extrêmement délicat : on peut lui faire avaler quelques œufs crus matin et soir, ou du lait bouilli avec du pain, ou enfin de petites pelottes de pâte de farine d'orge ou de seigle, si la mère n'a pas assez de lait ; car un veau mal nourri n'est qu'un squelette dont les bouchers mêmes ne veulent pas se charger.

ARTICLE V.

Moyens faciles et commodes pour bien nourrir à peu de frais, même pendant l'hiver, toutes sortes de Bestiaux.

OUTRE les nourritures ordinaires, on a inventé plusieurs autres moyens très-commodes pour nourrir toutes sortes de bestiaux, surtout pendant la saison stérile de l'hiver ; ces différens moyens sont d'autant plus avantageux, qu'ils sont de tous pays, de toutes saisons, propres à toutes sortes de bestiaux, et qu'ils fournissent à tous une bonne et puissante nourriture, beaucoup de lait aux mères, soit vaches, brebis, truies ou chèvres.

On appelle cette nourriture extraordinaire, nourriture d'hiver, parce que c'est principalement alors qu'on en a le plus besoin, à cause de la disette des pâturages, herbes et fourrages.

On y supplée de trois manières : 1° par les grosses raves et les navets ; 2° par la lande, autrement dit le jonc marin cultivé ; 3° par les pois, fèves, lupins et topinambours.

1° Les raves deviennent grosses comme le bras, elles se plaisent dans les terres légères et chaudes ; les navets, au contraire, veulent des terres pesantes et humides : on sème les raves et navets en juillet, par un temps un peu humide, dans la pleine lune ou son déclin, après les navets ou orges primes. Il faut bien labourer et herser la terre en tout sens, avant que le soleil l'ait séchée. Deux livres et demie de graines de raves ou de navets, suffisent pour ensemencer un journal de terre, en y mêlant autant de terre qu'il faudrait de grains pour semer le terrein qu'on a choisi : quand on a semé, on herse une seconde fois avec une herse renversée, à la queue de laquelle on met des épines seulement, pour couvrir la graine d'un peu de terre légère. Pour faire grossir les racines, on roule par dessus, au commencement d'octobre, une barique pleine d'eau ; elle abat les feuilles, et les racines profitent seules de toute la nourriture. Quand la feuille jaunit d'elle-même, il faut cueillir les racines qui sont mûres avant les grandes gelées; couper ensuite les feuilles qui les échaufferaient.

2° Le jonc marin, qu'on appelle en bien des endroits de la lande, en d'autres, sainfoin d'Espagne, vient partout, même dans les terres maigres et stériles, il fleurit jaune à la fin de l'hiver; il est amer, et n'est plus bon dans sa grande fleur, qui est en mai : on le coupe trois ou quatre fois l'an, quand il est dans un bon fond, pour qu'il soit toujours tendre, et qu'on en puisse donner aux bestiaux presque toute l'année.

3° On connaît assez la façon de cultiver les pois, fèves, carottes, panais, lupins et topinambours, autrement pommes de terre. Tout cela sert pour non-seulement bien nourrir, mais encore pour engraisser le bétail : on en fait usage comme il va être dit à l'article suivant.

ARTICLE VI.

Manière d'engraisser les Bêtes à cornes.

On lave et on hâche les raves, navets et autres racines qu'on donne le soir plein un chapeau ou deux à la fois : demi cuites, valent mieux que crues; on se sert pour les hacher, d'une machine à pilon suspendue, qu'un homme fait battre sous ses pieds; il en hachera environ dix avec le couteau : il faut que les pilons soient plats en dessous, pour y attacher des lames de fer tranchantes en forme d'étrille. Ceux qui veulent faire cette machine peuvent en voir la figure sur le Dictionnaire économique, ou la Maison rustique. Elle sert encore à piler ou hacher le jonc marin ou autre chose qu'on joint aux racines dont on a parlé.

Autre manière d'engraisser.

Le repos et l'herbe mangée à la rosée, contribuent à l'embonpoint de l'animal; si l'appétit lui manque, il faut le faire boire trois ou quatre fois le jour, et de temps en temps lui laver la langue avec du vinaigre et du sel; lui jeter dans la gorge une petite poignée de sel, dont l'harmonie l'excitera à boire et à manger. Les huit premiers jours qu'on l'engraisse, soir et matin on prend un seau d'eau échauffée au soleil, ou tiédie sur le feu, on y jette deux picotins de farine d'orge; mêlez bien cette eau avec la main, et laissez reposer jusqu'à ce que le plus gros de cette farine qui n'a point été blutée, soit descendu au fond de l'eau : on prend cette eau blanchie, qu'on lui fait boire avant de manger, et le soir on donne la grosse matière qui reste, et ensuite une bonne litière. La paille n'est pas une bonne nourriture aux animaux destinés à l'engrais; on donne soir et matin à chacun un picotin et demi de son sec; à midi, une écuelle de seigle avec de la bonne nourriture et des racines, comme il a été dit ci-devant : c'est le moyen d'avoir des bœufs gras en peu de temps. Une once de poudre d'antimoine, mêlée dans une mesure d'avoine ou de son, fait transpirer par les pores de la peau les mauvaises humeurs. Si l'animal se lèche (ce qui dissipe la graisse), on frotte de sa fiente les endroits où il porte sa langue : et cela l'empêche.

Autre manière.

Le premier jour, au retour du pâturage, on donne aux bœufs qu'on veut engraisser, des choux coupés par morceaux, qu'on trempe dans du vinaigre, pour leur ouvrir l'appétit ; ensuite on prend de la paille de froment qu'on mêle avec du son de froment, et qu'on leur donne à manger pendant cinq jours. Le sixième, il faut leur donner quatre picotins d'orge soir et matin, et pendant les six jours suivans, les nourrir toujours avec de la paille et du son. En hiver, on doit leur donner à boire à la pointe du jour, et le soir de même, avec beaucoup de nourriture. En été, on leur donne à manger dès le grand matin ; sur les sept heures, on les fait boire, et après on les envoie au pâturage : au retour, on les fait encore bien boire, et on leur donne la nourriture marquée ci-devant, autant qu'on juge à propos.

ARTICLE VII.

Des Remèdes aux maladies du Bétail.

On les divise en remèdes généraux ou préservatifs, et en remèdes particuliers ou curatifs.

Les remèdes généraux servent à prévenir et préserver le bétail des maladies en général ; et les remèdes particuliers, à guérir les différentes maladies auxquelles il est sujet.

C'est une maxime générale et approuvée de tout le monde, qu'il faut prévenir les maladies, et s'opposer, autant qu'il est possible, à leurs progrès ; car il y a des années si fatales aux bestiaux, qu'ils sont attaquée de maladies contagieuses et mortelles, qui en font périr dans toutes sortes d'endroits un nombre extraordinaire.

Depuis 1740, il règne une fièvre maligne, pestilentielle et pourpreuse, qui a pris naissance en Bohême, pendant que ce royaume a servi de théâtre à la guerre ; de là elle est passée en Hongrie et en Bavière ; le Tirol, l'Alsace, la Lorraine, la Franche-Comté et différentes provinces de France, en ont successivement ressenti et en ressentent encore dans quelques parties les plus cruelles atteintes.

Il y a deux causes principales, la corruption de l'air et la mauvaise nourriture ; dans les années de sécheresse, les bestiaux sont obligés, faute de pâture, de brouter les feuilles d'arbres sur lesquelles sont attachées quantité d'insectes très-nuisibles : ce qui affecte, gâte, corrompt la masse du sang, et cause les maux épidémiques ou la mortalité.

Pour prévenir et empêcher le progrès du mal, voici ce qu'il convient de faire d'abord en général ; ensuite on entrera dans le particulier.

ARTICLE VIII.

Remèdes préservatifs en général.

LORSQU'ON craint la contagion, ou qu'elle règne, il faut, 1° visiter les bestiaux deux ou trois fois par jour, faire nettoyer leurs étables quand ils en sont sortis, et les parfumer avec de l'encens ou du genièvre, de la poudre à canon, du soufre, de la poix et autres drogues semblables, qu'on mettra sur un réchaud rempli de feu, et qu'on passera plusieurs fois le jour par tous les endroits des étables, ayant soin de tenir les portes et fenêtres bien fermées, et ne les ouvrir que quelque temps auparavant que les bêtes y entrent, afin de laisser un peu dissiper l'odeur qui pourrait les effaroucher.

A défaut des drogues ci-dessus, on peut faire des fumigations avec des vieux souliers ou linges qu'on fait brûler en différens endroits de l'étable.

2° Il faut nettoyer l'auge, et la laver avec du vinaigre ou du vin dans lequel on aura fait bouillir, l'espace d'une heure ou environ, du bois de genièvre, de la rue, de la menthe, du thym et autres herbes aromatiques.

3° Quand les bestiaux sont revenus des champs, il faut les laver et les bien frotter avec une éponge ou un gros linge qu'on trempera dans une lessive de vin et de vinaigre, où on aura fait bouillir des herbes aromatiques.

4° Eviter de les envoyer paître avec les bestiaux frappés de la contagion, et les éloigner toujours des lieux où elle règne.

5° Si quelque bête du même troupeau était morte de contagion, il faudrait la retirer promptement de l'écurie, ôter toute sa litière, ou plutôt brûler, pour empêcher que le venin ne se communique dans l'étable.

6° Dans la sécheresse et dans les grandes chaleurs, il faut avoir soin d'abreuver souvent les bestiaux, et éviter de les faire boire dans les eaux croupissantes, et dans celles où l'on met rouir le chanvre; il faut s'abstenir aussi de les envoyer paître la nuit, prenant garde de ne les point faire sortir trop matin de l'étable, mais après que le soleil est levé et aura purifié l'air par la chaleur de ses rayons.

7° Quand on voit du danger, on saigne l'animal au cou, et on tire une pinte et demie de sang aux bœufs et vaches, et à proportion aux autres animaux; le lendemain on les purge avec une once d'assa fœtida, autant de crocus-metallorum, trois gros de salpêtre et autant de soufre qu'on met dans de l'avoine, du son ou du vin, qu'on fait avaler avec une corne percée ou une bouteille : on diminue la dose à proportion, selon les différentes espèces, la force de l'âge des animaux, et on ne les laisse pas sortir le jour qu'on les a purgés.

Notez que les anciens les faisaient purger quatre fois l'année, à la fin de chaque saison.

Antidote ou préservatif expérimenté pour toutes sortes de Bestiaux.

Prenez de la racine d'angélique et graine de genièvre, de chacune deux poignées; faites-les sécher et les pulvérisez finement; mêlez-y une poignée de feuilles de rue toutes vertes, et deux têtes d'ail; ajoutez-y du miel suffisamment; battez le tout ensemble, et l'incorporez bien; ensuite donnez-en aux bœufs de la grosseur d'un œuf de pigeon, dans une chopine de vin rouge tout chaud : on en fait prendre pareille dose aux chevaux, et gros comme une noix aux bestiaux de médiocre taille, dans un verre de vin seulement. On peut se servir de ce remède comme on se sert de mithridate, de thériaque ou d'orviétan; il est spécifique contre le mauvais air et le poison : il est également souverain pour les hommes. Si on en met sur un charbon de peste, il le fait venir en matière; il est encore merveilleux contre les morsures des bêtes venimeuses; on prétend aussi qu'il est bon pour les chiens enragés.

Autre.

La thériaque et l'orviétan sont aussi d'excellens préservatifs; on en délaie dans le vin une once et demie pour un cheval ou pour un bœuf; une once pour une vache, et à proportion pour les autres animaux.

Autre.

On prétend qu'un crapaud vivant ou mort, enveloppé dans un linge avec du sel et de l'ail à moitié écrasé, du vif-argent et de l'assa fœtida, pendu au cou, est un excellent préservatif; quand on s'en est servi quelque temps, il faut jeter le tout dans le feu.

Autre.

Une once de poudre d'antimoine mêlé dans une mesure d'avoine ou de son, fait transpirer par les pores de la peau, les mauvaises humeurs, sans purger par le haut ni par le bas.

Autre.

L'ellébore noire, autrement l'herbe aux vaches, est quelquefois seule suffisante pour préserver et guérir les maladies des bestiaux. On fait un trou à la peau qui pend au gosier des bœufs et des vaches, on passe de cette herbe à travers ce trou, on la lie avec de la ficelle, et on la laisse jusqu'à ce qu'il en coule quantité d'eau et de pus qui entraînent la maladie : quand il ne s'y fait point tumeur ou suppuration lorsque l'animal est malade, c'est une marque dangereuse.

Remarquez que ce que l'on a dit du bœuf, et ce qu'on en dira, est applicable aux vaches, taureaux, génisses et veaux, en proportionnant la dose au corps et à la force de l'animal.

ARTICLE IX.

Maladies du Bétail par ordre alphabétique; leurs signes, causes et Remèdes en particulier.

AVANT-CŒUR. C'est une tumeur qui paraît en dehors sur le poitrail; quand ce mal ne soient pas extérieur, il est aisé à connaître si l'animal en est attaqué, parce qu'alors il est extrêmement triste, lent et lourd; il a les yeux stupides et inanimés, le cou penché, la gueule toujours pleine de salive, l'épine et le train du dos roides, le poil tout hérissé; il est dégoûté, il rumine rarement, il est sujet à des défaillances qui le font quelquefois tomber.

Remarquez que les causes de la plupart des maladies viennent, ou d'excès de travail dans les temps contraires, comme de grand chaud, grand froid, pluies ou mauvais air, nourriture et boisson.

Remède. Piquez la tumeur en deux ou trois endroits, avec une alêne bien piquante; mettez-y gros comme une aiguille de racine d'ellébore, et frottez le mal de beurre frais; quelques-uns y joignent de l'onguent althœa et de l'huile de laurier: et comme la tumeur est pleine d'humeurs malignes, pour empêcher que cette malignité ne se communique au cœur, il faut, outre l'ellébore qui l'attire en dehors, faire avaler à l'animal un demi-septier de gros vin, dans lequel on aura dissous à froid, gros comme deux fèves d'orviétan ou de thériaque: après cela on peut répondre du bœuf, pourvu qu'on n'ait pas négligé de remédier à cette maladie dans son commencement.

Si le mal s'opiniâtre, il faut faire usage, 1° de lavement, 2° de purgatif.

Pour lavement. On prend des feuilles d'impératoire, de chardon béni, de scabieuse et mélisse, de chacune une poignée; deux onces de sel-policreste pulvérisé : on fait une décoction du tout, qu'on coule; ensuite on y met un quarteron de beurre, et on le donne tiède.

Pour purgatif. On prend une poignée de feuilles de mélisse, autant d'alleluia, et pareille quantité de celles de chardon béni; il faut y ajouter deux onces de racines d'angélique, et une de canelle pulvérisée; mettre infuser le tout pendant vingt-quatre heures, le couler, et donner en breuvage deux heures après le lavement.

Si l'animal paraît beaucoup oppressé, on lui tire une livre et demie de sang de la veine du cou; on réitère si l'oppression continue, et on donne toujours les lavemens. Quelques-uns, après s'être servis de l'ellébore, comme on a dit, mettent sur la tumeur une emplâtre composée d'absynthe, de blanche-ursine, de lierre terrestre, de mauve, de rue et de guimauve, le tout cuit et bien bouilli ensemble, cela résoud la tumeur : et pour fortifier le cœur de l'animal, on lui fait prendre pendant huit jours ce qui suit.

Ayez de la gentiane-aristoloche, baye de laurier, myrthe et racine d'ivoire, les herbes bien sèches, le tout mêlé ensemble et pulvérisé finement; mettez-le infuser dans du vin, et le donnez à l'animal.

Barbe ou *Barbillons.* Ce sont des excroissances de chair qui viennent proche les dents de chaque côté de la mâchoire, et qui empêchent le bœuf de manger.

Remède. Il faut, sitôt qu'on s'en aperçoit, les lui couper avec des ciseaux, ensuite les laver avec du vinaigre et du sel; d'autres les frottent avec du sain-doux et du sel écrasé fort menu, ou de la salive seulement.

Bœuf qui pisse le sang. Cela vient de ce qu'il s'est trop échauffé, ou de ce qu'il a été morfondu, ou qu'il a mangé quelques mauvaises herbes ou malignité, ou enfin de quelques veines coupées.

Remède. Dès qu'on s'en aperçoit, il faut lui retrancher toute boisson, excepté celle qui suit: on prend une chopine d'urine d'homme, autant d'huile d'olive, six œufs frais, et plein la main de suie de four, le tout battu ensemble, qu'on fait avaler au bœuf: et comme ce mal n'est pas sans douleur, pour l'appaiser on lui lie les oreilles, on les bat avec un croissant de coudrier de l'année, jusqu'à ce qu'elles deviennent toutes rouges; alors on voit certaines petites veines qu'on perce; il en sort du sang qui est presque verd: cela fait, on lui met du sel dans la gueule, et on le promène.

Autre. Prenez trois onces de chenevi, autant de millet marin, pilez-les, et mêlez-y une once de thériaque ou de bon orviétan; mettez le tout dans deux pintes de vin blanc; faites-le bouillir, puis étant refroidi, ajoutez-y deux onces de safran, et faites-le avaler au bœuf: il ne faut lui faire boire que de l'eau tiède blanchie avec du son, et manger de l'herbe en été, et du son mouillé en hiver.

Autre. Prenez deux pintes d'eau ou de jus de plantin, moitié de bon vinaigre, et pareille dose d'huile d'olive; joignez-y gros comme deux châtaignes de concombre sauvage sec et pulvérisé, autant de coques d'œufs : mêlez le tout et le faites avaler au bœuf.

S'il y a fréquens battemens de flanc, voici un lavement très-salutaire. Prenez de la pariétaire, du mélilot et de la camomille, de chacun trois poignées; faites-en une décoction dans deux pintes d'eau, que vous laisserez réduire à une; ensuite ajoutez-y une demi-livre d'huile de lin ou de noix, un quarteron de miel, une chopine de verjus et deux onces de casse; il faut que la décoction soit passée, et lorsque le tout est ainsi incorporé, on le donne tiède au bœuf.

Autre. Donnez-lui tous les matins deux pintes et demie de lait de vache, avec quatre onces d'huile d'olive. M. de Chanvalon donna ce dernier remède pour la vache qui pisse le sang.

Bourse. C'est une espèce de vessie remplie de venin qui se trouve dessous et après la racine de la langue; on connaît ce mal quand l'animal s'agite violemment, se couche, roule et mugit.

Remède. On prend à l'instant de la terre ou de la fiente dont on frotte rudement la vessie pour la faire crever et sortir le venin que la terre ou la fiente fait baver en dehors : ensuite on lave la gueule d'eau fraîche, pour en faire sortir tout le venin; car si l'animal avale ce venin, il n'y a ordinairement de remède que le contre-poison qu'on n'a pas souvent la commodité ni le temps d'employer, puisque l'animal crève en très-peu de temps, quelquefois en moins d'un quart-d'heure; quelques-uns en ont guéri avec des roquilles d'eau-de-vie qu'ils ont fait avaler. Il faut bien recommander à ceux qui soignent et gardent le bétail d'y faire attention. Cette maladie et le remède qu'on ne trouve point dans les auteurs, ont été communiqués par des experts de grande probité.

Chignon blessé ou enflé. S'il y a entamure, on prend de la cire neuve avec de la graisse de porc qu'on fait fondre ensemble, et on en frotte la partie malade. Si le chignon du cou est déplacé, il faut examiner de quel côté il penche, et tirer du sang à l'oreille opposée : ce qui se fait en prenant un brin de sarement ou coudrier, dont on bat la grosse veine qui paraît à cette partie; et lorsqu'elle est gonflée, on la pique pour en tirer le sang : il faut du repos et de la bonne nourriture au bœuf.

Si le chignon ne penche de côté ni d'autre, et que l'enflure soit au milieu, on le saignera aux oreilles dès qu'on s'en sera aperçu, autrement tout le cou s'enflerait, les nerfs se roidiraient, et il s'ensuivrait une dureté qui empêcherait le bœuf de pouvoir jamais porter le joug. Après la saignée, on prend de la poix-résine, moëlle de bœuf, suif de bouc et vieille huile d'olive, le tout à poids égal : on le fait cuire dans un pot, et on en frotte l'enflure après qu'on l'a lavée avec l'eau, et qu'on l'a laissé secher.

Dureté au chignon. Remède. Pour résoudre ces duretés qui empêchent de porter le joug, il faut faire cuire dans de l'eau où il y aura trois quarts d'huile d'olive, deux onces de racines de lys, autant de guimauve; quand ces racines auront bouilli pendant une heure, on y jetera deux poignées de feuilles de mauve, autant de feuilles de violette et une poignée de pouliot; tout cela bien haché; on laissera cuire le tout, et on l'appliquera tout chaud sur la dureté, et elle s'amolira.

Mal de cœur. On le connaît par un battement de flanc fréquent, et accompagné de temps en temps de nausées ou envies de vomir, qui font pencher la tête au bœuf, et qui lui rendent les yeux tristes.

Remède. On lui fait prendre gros comme deux fèves de bon orviétan ou thériaque dans une chopine de vin rouge; quand il l'a avalé, on lui frotte le mufle avec de l'ail; deux heures après on lui fait des rôties au vin ou une copieuse salade de porreaux, cives, ciboules, céleri et autres herbes fortes qu'on trouve dans la saison; on la lui donne à manger avec du vinaigre et du sel. Si le mal s'opiniâtre, on fera une décoction de bourrache, violette, buglosse et mélisse, qu'on fera prendre au bœuf; tant que le mal tient, il faut lui laver souvent la gueule avec du vinaigre. Si c'est en hiver, qu'il tombe en défaillance, on prendra sucre, gingembre, canelle et girofle, le tout pulvérisé, de chacun deux onces; qu'on mêlera dans ce vin, et on lui fera avaler. Si on s'aperçoit qu'il y ait battement de cœur, on lui donnera de la décoction de mélisse, bourrache et buglosse : elle est spécifique contre le mal de cœur.

Écorchure au cou. Remède. Il faut la frotter avec de la graisse de porc et de la cire neuve fondues et mêlées ensemble.

Enflure au cou. Elle vient d'une contusion ou d'un abcès; si c'est de contusion, on lui appliquera un cataplasme fait de miel, de sain-doux et de son, le tout bouilli dans du vin blanc qu'on y laisse pendant trois ou quatre jours. Si l'enflure vient d'un abcès (ce qu'on connaîtra lorsque le premier remède n'aura pas opéré), il faudra prendre de l'onguent althœa, de l'huile de laurier et du beurre frais, deux onces de chacun; le tout battu à froid, dont on frottera le cou du bœuf qu'on tiendra enveloppé de linge. Cet onguent attirera l'humeur en dehors; il s'y formera une tumeur, qu'on ouvrira avec les ciseaux aussitôt que l'abcès sera mûr : on pansera tous les jours la plaie, jusqu'à guérison, en y mettant de la racine d'ortie.

Charbon. Voyez ci-après au mot *Tumeur*.

Corne rompue. Il faut couvrir la plaie d'un linge imbibé de vinaigre, d'huile d'olive et de sel, le tout mêlé ensemble, et continuer pendant trois jours; le quatrième, on y fait fondre de la poix et du vieux-oing, autant de l'un que de l'autre : on met par-dessus de l'écorce de pin bien polie ; et lorsque le mal commence à guérir, on le frotte de suie. Ce mal, quoique de peu d'importance dans son commencement, ne veut point être négligé, d'autant qu'il engendre souvent des vers dans la plaie qui pourraient y causer du désordre : on les fait périr avec un porreau qu'on pile avec du sel, et qu'on met sur le mal, ils meurent aussitôt.

Lorsque la plaie est nette, on prend de la poix, de l'huile et du vieux-oing qu'on fait fondre ; on en couvre d'étoupes qu'on met sur la plaie : elle se guérit peu de temps après.

Dégoût. C'est moins une maladie qu'un signe ordinaire de maladie.

Remède. Pour savoir si le bœuf n'est que dégoûté, on prend du sel avec du fort vinaigre, dans lequel on fait infuser des porreaux, des ciboules, ou du céleri, qu'on lui fait avaler, en lui tenant le mufle en haut, pour qu'il ne laisse point tomber cette salade pendant qu'il la broie sous ses dents ; s'il n'est que dégoûté, quand on lui aura donné ce remède soir et matin pendant deux jours, l'appétit lui reviendra ; sinon c'est une marque de maladie, et il faut tâcher de la connaître, pour y remédier dans son commencement.

Remarquez que ce que l'on vient de dire, annonce combien on doit être attentif et exact à connaître les maladies. Pour acquérir cette connaissance, il faut bien lire, bien examiner et bien réfléchir ; car, comme on a dit dans la préface, tous les remèdes employés au hasard produiraient plutôt un mauvais effet qu'un bon.

Dislocation. Remède. Il faut remettre l'os, et frotter pendant trois jours, trois ou quatre fois par jour, la partie disloquée, avec du saindoux, miel et vin blanc bouillis ensemble.

S'il y a rupture entière de la jambe ou de la cuisse, il faut laisser l'animal tranquille à l'écurie, et l'engraisser pour vendre.

Enclouure ou *chicot. Remède.* Après avoir tiré le clou ou chicot, on verse sur la plaie de l'huile toute chaude, sur laquelle on met des étoupes qu'on enveloppe avec un linge : ce seul soin pris deux ou trois fois et un peu de repos opèrent guérison.

Enflure ou *insecte avalé.* De l'herbe encore chargée de rosée, ou quelque piqûre de bêtes venimeuses, causent l'enflure qui suffoquerait le bœuf si on n'y remédiait ; la peau s'enfle quelquefois si fort qu'elle sonne comme un tambour.

Remède. On prend une corne percée qu'on met trois ou quatre doigts avant dans le fondement du bœuf, puis on le promène jusqu'à ce qu'il rende des vents.

Autre. On lui donne un lavement de décoction de mauve, pariétaire, chicorée sauvage et bettes, du son et de l'huile de noix.

Autre. Deux onces d'orviétan ou de thériaque dans une chopine de vin, ou une chopine de vin émétique, chassent le venin, surtout quand on frotte la partie piquée, et qu'on lui a donné auparavant quelque remède émollient.

Etranguillons. Ce sont des humeurs qui descendent d'un cerveau réfroidi sous la gorge d'un bœuf, et qui forment des glandes, qui en grossissant peuvent l'étouffer.

Remède. On lui ouvre matin et soir ces glandes avec une lancette, puis on frotte entièrement le dessous de la gorge avec de l'huile de laurier et du beurre frais battus ensemble à froid; on lui tient chaudement la tête en la couvrant d'une bonne couverture, autrement il courrait risque de mourir : et pour dissiper le mauvais levain qui pourrait rester dans le cou, on le purge avec quatre verrées de vin, deux cuillerées de poudre de racines de concombres sauvages, et un peu de sel de nitre mêlés ensemble.

Entorse. On fait usage du même remède que celui qui est marqué ci-dessus, au mot *Dislocation*.

Feu. Voyez *Indigestion*.

Fièvre. Elle vient ordinairement de ce que le bœuf a trop fatigué, surtout pendant les chaleurs, et que son sang s'est tellement échauffé qu'il en est tout corrompu : c'est ce qu'on connaît quand il a la tête pesante, les yeux tristes et enflés; l'ardeur que lui cause partout un déréglement d'humeurs est si extraordinaire, que pour peu qu'on lui manie le cuir, on s'en aperçoit aisément.

Remède. On le saigne à la veine du front ou

de l'oreille, et on ne lui donne pour nourriture que des alimens rafraîchissans, savoir : en été, de l'herbe fraîchement cueillie, avec des laitues, chicorées et feuilles de vigne ; et en hiver, du son et du foin mouillés, deux fois par jour ; et pour boisson, de l'eau claire et fraîche, dans laquelle on mêle deux poignées de farine de seigle ou d'orge, pour en ôter la crudité : on la fait tiédir en hiver ; il faut le tenir à l'étable.

Autre. On le laisse un jour sans manger ; le lendemain on lui tire du sang sous la queue, et une heure après on lui donne pour nourriture des rejetons de choux, cuits avec de l'huile d'olive, qu'on lui fait avaler pendant cinq jours. S'il est dégoûté, on lui fait prendre six œufs mêlés avec deux onces de sucre, autant de miel.

Après ces remèdes, si le mal est opiniâtre, on lui fait une décoction de mauve, chicorée sauvage, laitue et de bettes, dans deux pintes d'eau, qu'on fait bouillir avec du son ; on la passe par un linge : et on la donne en lavement, après y avoir ajouté deux bonnes cuillerées de miel et autant d'huile de noix.

Quand à la fièvre maligne, pestilentielle et pourpreuse, qui a pris naissance en Bohême et qui règne en Europe depuis 1740, elle a tant de signes différens qu'on serait trop long à les rapporter dans ce recueil. Si cette malheureuse et ruineuse contagion arrive, on peut voir ce qu'en dit la *Maison rustique*, imprimée à Paris en 1762, tome I, page 291.

Voici le remède en substance. Il faut faire

des cautères sous la gorge des animaux, à l'endroit qu'on nomme fanon : on en perce la peau avec un instrument tranchant ; ensuite on introduit le doigt dans le trou pour en détacher la peau de la chair, et former une espèce de cellule, dans laquelle on met un morceau d'ellébore noir. Il faut entretenir la suppuration pendant quinze jours au moins, avec un laiton. Il faut une seule saignée, une grande diette, de la boisson fréquente avec de l'eau blanche. On met deux fois le jour un bâillon de toile entortillée, dans laquelle on a mis du sel, du poivre long, un peu d'ail et de miel. On frotte les narines et le derrière des oreilles plusieurs fois le jour, avec du vinaigre aromatique ; on parfume l'étable aussi deux fois le jour avec des baies de genièvre ou des feuilles de romarin, sauge, rue, absinthe, lavante, thym, etc., séchées et brûlées pour purifier l'air.

Il ne faut que la sixième partie de la nourriture ordinaire, et qui soit bonne. Quand on voit des pustules sur la langue, c'est un bon signe ; il faut les ratisser jusqu'au vif, et les bassiner avec du vinaigre et du sel.

Plusieurs ont préservé leurs bestiaux de la contagion, par l'usage de l'ellébore employé par précaution.

Battement de flancs. C'est une marque de grande inflammation d'entrailles, ce qui vient ordinairement de ce qu'on a laissé morfondre le bœuf après un grand travail, et qui le tourmente beaucoup.

Remède. 1° Il faut du repos ; 2° un lavement de décoction de bourrache, chicorée sauvage et bettes, le tout bouilli dans deux pintes de petit-lait de vache, et réduit à trois chopines ; on y ajoutera quatre onces de miel, autant d'huile de noix ; 3° le lendemain on lui fera avaler un breuvage d'une pinte d'eau tiède, dans laquelle on aura mis du suc de porreaux : et pour achever sa guérison, on fera un cataplasme de trois poignées de graines de choux avec un quarteron d'amidon, le tout pilé ensemble et délayé dans de l'eau froide, qu'on appliquera sur les parties affligées. Sa nourriture sera de bonnes herbes en été, et en hiver de balles de froment, mêlées avec du son dans un seau d'eau : on lui ôtera le foin pour quelque temps, parce qu'il est contraire aux flancs altérés.

Fonte au catarrhe. C'est un écoulement d'humeurs qu'il est de la dernière conséquence d'entretenir jusqu'à guérison. Pour cela on fait prendre à l'animal, plusieurs fois le jour, un bouillon de genêt et de coudrier : quand il a bavé pendant environ une heure, on lui lave la gueule d'un gargarisme de vinaigre, dans lequel on aura infusé une demi-poignée de sauge, autant de joubarbe et de racines d'angélique, pilées avec des gousses d'ail, pour lui exciter l'appétit ; s'il lui revient, on lui fait manger une demi-poignée de graines de genièvre écrasé, et autant de verjus ou de raisin, avec une once de crocus-metallorum, le tout mêlé avec du son : s'il ne peut pas manger, on le lui fait avaler avec du vin ; deux heures après, on lui donnera du miel délayé dans de l'eau blanche pour le désaltérer.

Il faudra aussi lui seringuer de temps à autre du jus de porreaux avec une décoction de tabac, dans les naseaux et dans les oreilles : on le fera éternuer, en lui soufflant dans les naseaux, avec une plume ou un chalumeau, du tabac en poudre ou de la racine d'ellébore blanc pulvérisé, avec quantité de bétoine ou de marrons d'Inde aussi pulvérisés.

Au reste, les éternuemens seraient plus efficaces, s'ils étaient précédés par les parfums, comme l'encens, le soufre, le bois de genièvre, etc. On lui fait respirer la fumée par les naseaux. S'il était extrêmement faible, et qu'il eût froid partout le corps, et des mouvemens convulsifs, il faudrait préférer la purgation à la saignée. Prenez quinze grains de tartre émétique, demi-once de thériaque et autant de diaprum ; mêlez le tout dans une chopine de vin chaud, et faites-le prendre, réitérant deux jours de suite.

Ou bien : Donnez un demi-septier de décoction d'iris commune, demi-once de gentiane et autant de gratiola ou grace de Dieu, avec une once de poudre d'asarum, et souvenez-vous de proportionner la dose de toutes vos médecines et autres remèdes. L'animal étant purgé, on lui fera prendre trois jours de suite une once de cristal de suie de cheminée, demi-once de cloporte, et pareille quantité de cinabre, au défaut duquel on peut se servir de la racine pulvérisée de l'année, avec pareille quantité d'aristoloche réduite en poudre : on délaie le tout dans un demi-septier de vin, auquel on ajoute une verrée d'eau-de-vie, et on le fait prendre chaud.

Flux de sang. Remède. Prenez une poignée de verrucine, faites la bouillir dans un pot de terre, jusqu'à diminution de moitié, et faites prendre la décoction le plus chaud qu'il sera possible : un moment après, faites manger un picotin de seigle à l'animal; couvrez-le bien, et ne lui donnez à manger que deux ou trois heures après.

Flux de ventre. Ce n'est qu'un bénéfice de santé, quand il ne dure que deux jours; mais s'il dure davantage, il abat extrêmement le bœuf, surtout lorsqu'il rend le sang.

Remède. Otez-lui la nourriture pendant deux jours, et donnez-lui du son mouillé avec du gros vin rouge.

Autre. On ne lui donne à manger, pendant trois ou quatre jours, que des pepins de raisins trempés dans du gros vin, et un peu d'avoine; et pour boisson, on lui fera bouillir des gratte-cus, ou des pelures de coings, dans une pinte d'eau, qu'on lui fera avaler une fois par jour.

Autre. L'eau tiède mêlée de farine d'orge, avec une décoction d'écorce de grenades, est une boisson; et on donne à manger deux pintes de farine de froment, brûlée et détrempée dans une pinte de vin rouge.

Comme le flux peut provenir d'un défaut d'estomac qui est trop faible pour digérer, il faut aider la nature par quelques lavemens, comme celui qui suit.

Prenez six poignées de bouillon blanc femelle, deux onces d'orge pilée, faites-les bouillir dans trois pintes d'eau, jusqu'à réduction d'une pinte ; passez cette décoction, mettez-y dissoudre une once de miel-rosat ; et donnez-le tiède au bœuf. Il lui faut peu de nourriture, et seulement pour le soutenir ; l'orge, les lentilles, la paille de froment hachée, mêlés ensemble, sont bons. Le son mouillé de bon vinaigre, et mêlé de farine de millet, est encore excellent ; de même que le vin dans lequel on a mis de l'encens réduit en poudre.

S'il n'y a qu'une paresse de ventre, on donne un lavement fait d'une demi-livre de miel, d'un quarteron de beurre frais et de deux onces de séné, qu'on fait bouillir dans une décoction qui aura été composée de mauve, guimauve, pariétaire, de chacune deux poignées, bouillies dans trois pintes d'eau, réduites à deux et bien coulées : on y ajoute deux cuillerées d'huile de noix, et le lendemain une pinte d'eau tiède, dans laquelle on met dissoudre deux onces d'aloës en poudre ; en été on ne donne que de l'herbe, et en hiver de la paille, et soir et matin du son de seigle trempé dans de l'eau.

Gale. La principale cause est la corruption d'un sang trop échauffé qui se jette en dehors.

Remède. Prenez deux onces d'huile de

chauvevis, demi-once de cantharides; faites bouillir le tout; frottez-en les endroits malades pendant trois ou quatre jours seulement; puis faites bouillir de l'urine, mêlez-y un peu de couperose, et frottez le mal.

Autre. Prenez du fiel de bœuf, mettez-y du soufre vif pulvérisé, avec huile, vinaigre et un peu d'alun, le tout mêlé ensemble, et frottez.

Autre. On saigne le bœuf à la veine du cou; on lui donne un lavement d'herbes rafraîchissantes, et pour médecine une chopine de lait de vache, une once de tartre et un quarteron de miel, mêlés ensemble : en été on le nourrit d'herbes, et en hiver de foin et de son mouillé; on le frotte durant quelques temps d'un onguent composé d'une livre de sain-doux, d'une chopine d'huile d'olive, deux onces de soufre vif, autant de myrrhe, une demi-once d'alun de plume, broyés ensemble dans une chopine de bon vinaigre.

Indigestion. On la connaît par les rots fréquens que fait le bœuf, et le bruit qu'on entend dans son ventre; il est dégoûté, a les nerfs étendus et roides, les yeux pesans, et on ne l'entend pas murmurer ni se nettoyer la langue.

Remède. On prend neuf pintes d'eau chaude, trente rejetons de choux qu'on fait un peu bouillir; on y ajoute une bonne verrée de vinaigre, et on le lui fait avaler, sans le nourrir d'autre chose.

Si on néglige de remédier à l'indigestion, l'enflure survient, le bœuf s'agite et souffre violemment, dans ce cas on emploie ce remède singulier : on lui prend la queue, on lui serre tout près des fesses, ensuite on lui fait avaler trois demi-septiers de vin mêlés d'un demi-septier d'huile d'olive ou de noix, puis on le fait marcher vîte environ quatre cents pas.

Si la douleur continue, il faut lui couper tout autour la corne du pied, puis se frotter la main d'huile, la lui fourrer dans le fondement, en tirer la fiente, et le promener un peu. Si ce remède est encore impuissant, on prendra des figues sauvages qui soient sèches, on les broiera, et on les lui donnera avec neuf fois autant pesant d'eau chaude.

Autre. Mêlez deux livres de myrthe sauvage dans trois chopines d'eau chaude, et les faites avaler au bœuf avec une corne ; ensuite vous le saignerez sous la queue, et, le sang arrêté, vous le ferez marcher à grands pas, jusqu'à ce qu'il soit essoufflé.

Quelques-uns avant de saigner le bœuf, lui font boire une pinte de vin dans lequel ils ont fait macérer un peu de temps trois onces d'ail pilé : quand il a pris ce breuvage, on le fait marcher, car il n'y a que le grand ferment qui puisse corriger le mauvais levain qui dérange l'estomac.

Autre. On prend dix oignons coupés par rouelles, on les mêle avec une livre de miel cuit et deux onces de sel égrugé menu ; ensuite on fait manger le tout au bœuf, et on le promène.

Langue. Dans certaines maladies, comme

on l'a vu il n'y a pas long-temps, il se forme quelquefois à la racine de la langue de l'animal, une espèce d'abcès qui la couperait en vingt-quatre heures : ce qui est d'autant plus dangereux, que l'on ne s'en aperçoit point, parce que l'animal mange jusqu'à ce qu'il ait la langue coupée, et que le mal s'étend dans le même jour à plusieurs lieues de distance, sans que le bétail se communique.

Remède. On ratisse ce mal avec une cuillère ou une pièce d'argent, on crève la vessie dont on enlève la peau, et on racle jusqu'au sang; ensuite on lave avac de l'eau de fontaine, et pour le mieux avec du fort vinaigre, dans lequel on aura mis du sel pilé, du poivre, de l'ail concassé, et d'autres herbes fortes, si on en a. Cela fait, on couvre la plaie de sel bien fin, après l'avoir frottée avec une pierre de vitriol de Chypre. Si l'on trouve l'ulcère formé, il faut réitérer le remède deux ou trois fois par jour, jusqu'à guérison. On prétend que quand la vessie se trouve sur la langue, on doit faire saigner la bête au cou.

Dans ces maladies, il faut visiter souvent le bétail, et le parfumer d'encens ou de genièvre, user des préservatifs ci-devant, qui ont très-bien réussi les années dernières, ou de ceux qu'on a imprimés.

Si le mal est intérieur, ce qu'on appelle le palonid, on prend une once d'aloës, un quart d'once de foie d'antimoine concassé, qu'on mêle et fait avaler aux bœufs ou vaches; on en donne sept gros aux veaux d'un an, six g aux autres, quatre gros à un mouton, et a agneaux à proportion. S'il y a un bouton s la langue, on s'est servi utilement d'assa foetic ail, sel et poivre, trempés dans le vinaig dont on lave la langue après avoir bien rati le bouton. Comme ces maladies ont déjà fait peuvent faire plusieurs révolutions ravageu et terribles, on peut voir ce qu'il en est dit premier tome, à commencer page 289.... de Maison rustique.

Langueur. Elle peut venir d'avoir trop tr vaillé ou d'avoir été trop exposé aux injures temps. Le bœuf marque sa langueur par ses ye tristes et le dégoût qui lui fait perdre l'appéti

Remède. On fait usage du remède marq ci-devant au mot *Dégoût*; et pour boisson, c'est en été, qu'on juge que la chaleur est cause du mal, on jette dans trois pintes d'e deux poignées de farine qu'on lui fait avaler midi, le soir autant; et pour nourriture, on donne le matin un picotin de son humecté, m d'une poignée d'avoine seulement, puis l'herbe : si c'est en hiver, on lui donne le s tout sec avec moitié d'avoine, matin et soir, de bon foin dont on ne le laissera point ma quer jour et nuit.

Lavement. On fait usage, dans le besoin, celui rappelé ci-devant sous le mot *Fièvre*.

Maladie qu'on nomme lente, *et qui est u espèce de flux de sang*.

Remède. Il faut prendre une grosse poign

de l'herbe nommée vervaine, la faire bouillir dans un pot de vin, jusqu'à ce qu'il soit réduit à moitié; faire prendre cette boisson le plus chaud qu'on peut, et aussitôt on fait manger un picotin de seigle; bien couvrir l'animal malade, et ne lui donner de nourriture que deux heures après le remède.

Autre maladie dite vulgairement le Noir mal.

Remède. On fait usage de l'ellébore, comme il est dit à la fin des préservatifs.

Autre. Ouvrez un œuf frais, ôtez-en le blanc; jetez dedans de l'ellébore pulvérisé, environ deux pincées; faites avaler le tout, et continuez jusqu'à guérison.

Maigreur. Le bœuf est quelquefois si maigre, que sa peau est collée aux os. Le premier soin qu'il faut y apporter, est de l'oindre avec du vin et de l'huile mêlés ensemble, et de le frotter rudement à contre-poil, en approchant des parties qu'on frotte une pelle rouge, pour mieux faire pénétrer le remède, et détacher la peau des côtes; ensuite, comme cette maigreur ne vient que de chaleur, on lui donne un lavement de décoction de bettes blanches, chicorée sauvage et autres herbes rafraîchissantes, avec du son : on le donne tiède au bœuf, après y avoir ajouté deux cuillerées d'huile de noix ou d'olive. Le matin, on lui donne du son humecté; deux heures après, un picotin de son mouillé; à midi, de l'eau blanchie de farine d'orge; depuis midi jusqu'au soir, de l'herbe fraîche, si c'est en été; et toujours du foin mouillé si c'est en hiver, et lé so encore un picotin de son mouillé : trois jou passés de la sorte, on commencera à lui don ner du son mêlé d'avoine, mais toujours mou lé, et on continuera ainsi jusqu'à ce qu'il rétablisse : ce qu'on connaîtra aisément par so poil qui sera doux au maniement.

Palais enfilé. Il cause de la douleur au bœu et le dégoûte.

Remède. Pour le dissiper, on y fait une pe tite incision, afin qu'il sorte du sang, ou on saigne à la veine du palais; après la saignée incision, frottez-la avec du sel et du vinaigr ou lui donnez une fois de l'ail bien macéré pilé, et le nourrissez d'herbes tendres ou de b foin, vesces écossées, feuilles d'orme ou vigne.

Peau tenante. Si la peau tient aux os, il faut bassiner avec du vin, ou mêlé avec l'huile. Voyez *Maigreur*.

Pieds encloues. Remède. On tire vite le cl ou chicot, on jette sur la plaie de l'huile chau qu'on couvre d'étoupes envelopées d'un ling cela fait deux ou trois fois, avec du rep vient la guérison.

Pieds enflés. Remède. Il faut broyer d feuilles de sureau avec du sain-doux qu'on ap plique sur le mal, enveloppées d'un linge, c suffit.

Pieds rétrécis ou rendurcis. Remède. Pren des racines de mauve ou de guimauve, faite les bouillir en suffisante quantité d'eau; pile les; passez-les par le tamis, et à ce qui en coule, ajoutez une demi-livre d'axonge, trois demi-septiers de bon vin; faites bouillir le tout ensemble, jusqu'à ce que l'axonge soit fondue; ajoutez-y de la semence de lin concassée, et faites bouillir jusqu'à la consomption du vin: mettez une partie de ce cataplasme sur le pied et laissez-le trois jours entiers; puis remettez le reste, que vous laisserez trois autres jours.

Pieds tors. Si le bœuf se fait une entorse en marchant, on prend du sain-doux, du miel et du vin blanc, qu'on fait bouillir ensemble, et on en frotte le mal pendant trois jours, trois ou quatre fois par jour. Il faut du repos pour la guérison.

Mais si la cause vient du froid, et que le sang s'extravase et tombe sur le pied (ce qui l'enflamme et fait sentir la chaleur), on frotte l'endroit ou on le scarifie, pour en faire sortir le sang; ensuite on imbibe de la charpie dans du vinaigre mêlé de sel broyé, qu'on applique dessus avec un bandage; il faut que l'étable soit sèche. Si l'enflure vient aux genoux, on la frotte avec du vinaigre chaud; et pour résoudre la tumeur, on y applique du levain, de la farine d'orge détrempée dans du vin cuit: si elle ne suppure pas, on lui donne un coup de lancette, on nettoie la plaie avec de l'oignon de lys, du sel et de la renouée qu'on applique dessus.

Piqûres de bêtes venimeuses.

Remède. On prend de la racine de l'herbe aux teigneux, autrement appelée glateron; on la broie avec du sel, et on l'applique sur la piqûre, après l'avoir scarifiée ou piquée avec une lancette, pour en faire sortir les mauvaises humeurs. Le trèfle appliqué comme le glateron, est très-bon. Les racines de trèfle, pilées et mêlées avec de la farine et du sel, sont excellentes.

Le savon trempé dans du vinaigre, est bon contre la morsure de la musaraigne, après avoir piqué la partie blessée avec une alêne d'airain. On se sert encore de cumin broyé avec de la poix, de la résine et du vieux-oing, dont on fait une emplâtre qu'on applique sur le mal.

Poumon ulcéré. C'est une maladie fort dangereuse au bœuf; il devient maigre et étique, ne fait que tousser, et n'est bon ni pour le travail ni pour la boucherie : le mal devient incurable si on le néglige.

Remède. Il faut de temps en temps donner au bœuf du son mouillé, mêlé d'une once de sperme de baleine, et demi-once de soufre, de cinabre et d'antimoine.

Autre. Prenez deux onces de muscades, autant de safran, demi-once de gingembre, un quart-d'once de canelle, un peu de réglisse; pilez le tout ensemble, ajoutez-y une chopine de vin blanc et un quarteron de miel; mêlez le tout, coulez-le, et le faites avaler.

Pourriture. Remède. Pour en préserver et guérir le bétail, prenez du soufre, de l'alun, des os de bœuf, autant de l'un que de l'autre, brûlez, pulvérisez et mêlez le tout ensemble, puis faites-le tremper dans une pinte de vin blanc, et le donner à boire. Ce remède a été communiqué par un magistrat de Remiremont, de même que celui contre le Noir mal.

Poux. Remèdes. On met une ceinture graissée d'onguent gris au cou de la bête.

Autre. On frotte les endroits du corps où il y a des poux de poussière de charbon; on réitère jusqu'à guérison.

Autre. On fait un onguent composé d'urine d'homme, de poix-résine fondue dans du vin blanc et du beurre salé, mêlés ensemble.

Rage. Pour guérir de la rage quel animal que ce puisse être, commencez d'abord, s'il y a plaie entamée, par la bien nettoyer avec quelque ferrement, et la bien laver avec du vin et de l'eau tiède où vous aurez mis une pincée de sel. Cela fait, prenez de la sauge, de la rue et des marguerites sauvages, une pincée de chacune; joignez-y quelques racines d'églantier, ou bien de la scorsonère, autrement dit salsifis d'Espagne; broyez ces racines, ajoutez à tout cela cinq ou six gousses d'ail et une pincée de gros sel, et pilez le tout jusqu'à consistance de marc; ensuite prenez de ce marc, appliquez-le sur la plaie, en forme de cataplasme; et si cette plaie est profonde, vous y ferez distiller du jus de ce marc, puis vous l'envelopperez jusqu'au lendemain.

Après ce premier appareil, il restera du marc dans le mortier environ la grosseur d'un œuf, que vous imbiberez d'une verrée de vin blanc ou rouge, il n'importe, en broyant le tout dans un mortier; ensuite vous en exprimerez le suc, en le passant par un linge, et vous le ferez prendre à jeun en breuvage; après la prise, vous laverez la bouche avec du vin seulement, et vous ne donnerez point à manger que trois heures après. Pendant neuf jours on met de ce marc sur la plaie, et chaque jour on fait prendre de ce suc à l'animal mordu. Il arrive ordinairement qu'au bout de ces neuf jours la plaie n'est point refermée, mais pour lors il n'est plus question que de la traiter comme une plaie simple.

Autre Remède spécifique contre la morsure des bêtes enragées.

Ce remède est tiré du Directoire de MM. les Prêtres du Diocèse de Toul, de l'an 1762.

Il consiste à faire usage d'une petite herbe nommée anagallis ou mouron; elle a la fleur rouge ponceau, c'est-à-dire, rouge éclatant d'écarlate; elle croît partout dans les champs et dans les terres labourées. Il faut recueillir cette herbe avec sa fleur rouge et sa tige; on laisse sécher le tout à l'ombre, et on le conserve dans des sachets de toile épaisse, ou des boîtes garnies de papier en dedans, pour en empêcher l'évaporation. Quand on veut l'employer, il faut réduire en poudre cette herbe avec sa fleur et sa tige, en donner à la personne mordue, depuis une demi-drachme jusqu'à une drachme entière, dans un peu d'eau distillée de cette même herbe, ou bien, au défaut de cette eau, dans un peu de thé ou de bouillon; ensuite il faut que le malade s'abstienne de manger et de boire pendant environ deux heures; et quoiqu'une seule dose suffise ordinairement, même quand la rage s'est déja manifestée, on peut cependant pour plus grande sûreté, et sans aucun risque, réitérer la dose dans six, huit ou dix heures; le lendemain encore on peut en prendre une seconde ou une troisième prise.

Pour les chevaux, vaches, brebis, chiens, etc., la dose est depuis une drachme jusqu'à deux, soit sur un peu de pain mêlé avec un peu de sel et d'alun, soit simplement dans un peu d'eau tiède. Si une bête enragée s'était jetée dans un troupeau, il serait à propos de donner une dose de cette poudre, non-seulement aux animaux qui auraient été mordus, mais encore à tout le troupeau, du moins à ceux qui auraient été les plus proches des animaux mordus, ou qui auraient pâturé autour d'eux.

Des autorités respectables, et ce qui vaut encore mieux, des guérisons bien constatées, annoncent et garantissent l'efficacité de ce remède. Parmi un grand nombre de guérisons attestées par des médecins de réputation (les docteurs Bruch, Kaempser et Havestin), nous choisirons les deux faits suivans. Dans le duché de Deux-Ponts, vingt habitans du village de Schellvyler, au bailliage de Lichtenberg, furent mordus par un chien enragé; ils prirent de la poudre d'anagallis ou mouron, et furent parfaitement rétablis. Dans ce même duché, un paysan avait eu deux chèvres mordues par un loup enragé, il les mit dans deux étables séparées, pour s'assurer de la bonté du remède; la chèvre à laquelle il fit avaler de la poudre d'anagallis, fut bientôt guérie, et l'autre à laquelle il n'en donna pas, mourut enragée au neuvième jour.

Voici donc contre la rage un remède bien approuvé, et dont la préparation n'est ni difficile ni dispendieuse.

Sangsue avalée. Elle tourmente beaucoup l'animal.

Remède. Quand elle est attachée au palais, on la détache avec un morceau de drap rude; si elle est descendue dans l'estomac, ce n'est qu'à force d'huile d'olive ou de noix mêlée avec de l'eau que l'on fait avaler à l'animal, qu'on fait détacher et mourir la sangsue. Quelques-uns font boire au bœuf de la saumure, d'autres du vinaigre chaud.

Scorbut. C'est un mal épidémique qui attaque les chevaux, bœufs et vaches, et qui leur prend comme aux cochons, par des grains de ladrerie à la lèvre de dessus et dessous, et à la langue qui est fort rude; elle tombe dans peu de jours, et l'animal périt aussitôt.

Remède. Grattez d'abord avec une cuillère d'argent les marques du scorbut, jusqu'à ce qu'il n'y ait plus rien de rude; plus la langue saigne, mieux c'est; ensuite frottez ces endroits avec la pierre de vitriol, faites saigner l'animal, et gargarisez-lui la gueule avec le gargarisme qui suit.

Prenez une poignée de gousses d'ail, deux pintes de fort vinaigre, une poignée de laplante nommée éclaire, une poignée de feuilles de ronces, force de sel et de poivre, et laissez infuser le tout pendant vingt-quatre heures. On peut en faire usage à froid dans le besoin, mais il vaut mieux chaud; il faut s'en servir trois fois par jour quand le mal est pressant, et deux fois quand il ne s'agit que de le prévenir. Quand la cuillère d'argent a servi pour un cheval malade, il faut la passer par le feu avant que de s'en servir pour un autre.

Testicules enflées. Remède. Prenez de la fiente de bœuf avec des fleurs de camomille et du mélilot, ou simplement du sain-doux, et frottez-en les testicules du bœuf; il guérira avec du repos, pourvu que cette enflure ne vienne que de quelque légère contusion; mais si elle vient d'inflammation, elle est plus dangereuse: alors prenez de l'huile rosat, huile violat et lait, le tout mêlé, ou bien du suc de plantin ou de pourpier, mêlé avec de l'huile rosat et des blancs d'œufs: il est bon de faire baigner le bœuf.

Autre. On se sert d'une emplâtre de craie blanche pulvérisée, vinaigre et sel, le tout mêlé et battu jusqu'à ce qu'il ne fasse plus qu'un corps.

Tumeur. Le mot tumeur signifie bosse ou enflure sur quelques parties du corps.

Remède. S'il y a grande chaleur avec un violent battement de flancs, il faut commencer par la saignée, ouvrir ensuite la tumeur en forme de croix, bien laver la plaie deux fois par jour avec eau-de-vie ou eau commune, dans laquelle on aura fait dissoudre du sel.

On peut appliquer aussi sur la plaie le blanc d'un porreau pilé, ou l'espèce de persicaire, qu'on appelle curage, herbe à charbon, ou herbe à bon homme.

Autre. On peut encore se servir d'un tuyau de plume rempli de vif-argent et cacheté par les deux bouts; on l'introduit, par le moyen de la lancette, dans le fanon ou sur le haut du cou du bœuf. A l'égard des chevaux, il faut le placer vers le cou; il se fait par ce moyen un écoulement de matière purulente, qui procure ordinairement la guérison.

Autre. On fait des sétons aux bœufs, en leur perçant la crinière avec un fer rougé seulement de la grosseur d'un doigt, en passant dans le trou une corde qui y reste, et qui occasionne l'évacuation d'un pus, en tenant toujours l'ouverture en état. Quand l'évacuation commence à diminuer, il faut purger avec une demi-once d'assa fœtida, une once de crocus metallorum, trois gros de jalap et autant d'aloës : on pulvérise bien le tout, et on le fait bouillir dans une chopine de vin blanc. Cette médecine se réitère deux fois de deux ou trois jours l'un.

Pierre dans la vessie. Remède. Prenez deux onces de fenouil marin, deux drachmes de cloux de girofle, une drachme et demie de poivre; pilez le tout, et faites-le avaler avec du vin rouge tiède : si, après avoir continué ce remède pendant quelques jours, la pierre ne sort point, il faudra tailler pour la tirer.

Remarquez qu'on trouve quelquefois dans le fiel du bœuf, une pierre de la grosseur d'un œuf, de couleur jaune, laquelle, donnée en breuvage, est souveraine contre la pierre et la jaunisse; l'appliquant aux narines, elle rend la vue nette, et empêche les fluxions sur les yeux.

Rétention d'urine. Pour peu qu'on observe un bœuf, on s'aperçoit aisément quand il a une rétention d'urine, par les fréquentes envies de vouloir uriner et n'en pouvoir venir à bout; ce mal douloureux l'oblige de se plaindre : ce qu'on entend facilement.

Remède. On prend de la pariétaire et du seneçon, le tout bouilli ensemble, dont on fait une fomentation avec du beurre frais, qu'on applique aux bourses du bœuf, et qu'on lie dans un linge dont elles sont enveloppées. Pour breuvage, on prend une chopine de vin blanc, dans laquelle on fait bouillir deux cuillerées de miel et autant d'huile, qu'on lui fait avaler pendant trois matinées dfférentes, en pareille quantité. Et pour aliment, il aura des feuilles de raves le plus souvent et en plus grande quantité que l'on pourra dans la saison, avec un picotin de son mouillé à midi, et le soir autant : ces remèdes le guériront, pourvu qu'on lui donne huit jours de repos.

Toux. Le froid, la poussière, la crudité de la boisson, la sécheresse des poumons, causent la toux : quand elle ne serait que simple, elle fatigue toujours beaucoup le bœuf, qui est obligé de travailler.

Remède. On lui fait une décoction d'hysope pour lui donner à boire, et on lui fait prendre des porreaux pilés avec du froment. Si la toux ne diminue point, on prend deux verrées de miel, autant d'huile, un quarteron de beurre frais, avec deux onces de vieux-oing, qu'on fait bouillir et avaler au bœuf.

Si le mal s'opiniâtre, on prend de l'herbe appelée marrube; on la pile, et on en exprime du suc plein un bon verre; ensuite on y mêle autant d'huile de noix, autant de vin rouge et moitié de sel, et on fait prendre ce breuvage.

Autre. L'herbe appelée dent-de-chien, hachée et mêlée avec des fêves pilées, ou trois litrons de lentilles moulues et mêlées avec trois chopines d'eau chaude, sont encore bons contre la toux du bœuf, surtout quand elle est récente.

Tranchées. On les connaît, quand on entend bruire le ventre de l'animal, qu'il se plaint, s'étend, qu'il allonge le cou et les cuisses, se couche, se relève et sue.

Remède. On lui donne un lavement fait de décoction d'herbes émollientes, et d'une chopine de vin blanc dans lequel on aura délayé une once de thériaque.

Ventre constipé. Remède. On peut se servir des remèdes et du lavement marqués au mot *Enflure*, ou faire ce qui suit.

On retranche le foin à l'animal, ensuite on prend des feuilles de mauve, guimauve, pariétaire, de chacune une poignée, et deux onces de séné, qu'on fait bouillir dans trois pintes d'eau commune, réduite au tiers; on passe la décoction, dans laquelle on met une demi-livre de miel, un quarteron de beurre frais et deux cuillerées d'huile de noix, qu'on fait avaler tiède.

Petite vérole. Remède. Si on était sûr que l'animal fût attaqué de cette maladie, il faudrait le saigner avant qu'elle parût au dehors; mais lorsqu'elle s'est déclarée par les boutons qui paraissent extérieurement sur la peau, au lieu de saignée, il faut aider cette éruption de venin, en faisant prendre dans une chopine de vin, pendant deux ou trois jours de suite, le cristal de suie de cheminée, lequel se trouve immédiatement sous la suie, et bien couvrir l'animal, pour faciliter la transpiration : il faut avoir soin de lui ratisser la langue, et lui laver toute la gueule avec une décoction d'arrimonie d'orge, et de deux cuillerées de miel rosat, et avec du vinaigre dans lequel on aura fait infuser une demi-poignée de sauge, autant de joubarbe et de racines d'angélique ou impératoire, qu'on pilera avec quelques gousses d'ail. Quand les gales commencent à sécher, on purge l'animal avec une cuillerée de fleur de soufre, autant de canelle et de cloux de girofle; on fait bouillir le tout dans une chopine de vin, jusqu'à diminution du tiers, ou bien on donne une once et demie de gentiane en poudre, et une cuillère de cristal de suie de cheminée, le tout infusé dans un demi-septier de vin; ensuite on donne de temps en temps quelques morceaux de pain trempé dans du vin, et on tient l'animal à l'étable jusqu'à parfaite guérison.

Des yeux. Remède. Lorsque l'animal a les yeux malades (on entend que cette maladie ne provient d'autre endroit que des yeux), il faut avoir soin de les rafraîchir et ôter l'inflammation qui peut y être, en les bassinant plusieurs fois par jour avec de l'eau de plantin.

S'il paraît quelque blancheur dans l'œil, on le guérit avec du sel ammoniac pulvérisé, mêlé avec du miel.

S'il a les yeux enflés, on lui applique un cataplasme de farine de froment détrempée dans de l'eau de miel, et réduite en bouillie.

CHAPITRE II.

Des Bêtes à laine.

ARTICLE PREMIER.

Bélier, Mouton et Brebis.

LE bélier et la brebis sont le mâle et la femelle; le mouton est le mâle qui est châtré.

La laine, la chair, la graisse, le lait, avec la fécondité, peau et fumier qu'ils donnent font une si grande richesse, qu'une ferme sans troupeau est un corps sans âme.

La brebis faisant un agneau tous les ans, double le troupeau. Tous fournissent leur toison aussi chaque année. Dans les bons pâturages, on trait les brebis deux fois par jour, lorsque les agneaux sont sevrés. On emploie leur lait comme celui de vache, et on en fait des fromages : la chair d'agneau et de mouton est estimée partout ; la graisse en est très-utile, et donne un suif plus blanc et plus ferme que celui du bœuf, avec lequel on la mêle pour faire des chandelles. On porte leur peau aux tanneurs, corroyeurs et mégissiers.

Le fumier des bêtes à laine est le meilleur de tous : c'est pour cela qu'on les fait parquer dans les champs.

Choix, nourriture et engrais des Bêtes à laine.

Le profit qu'on tire d'un troupeau, dépend principalement de la bonté des brebis ; c'est pourquoi il faut s'y connaître, soit qu'on les achète, soit qu'on les choisisse dans son troupeau, pour ne conserver que les meilleures.

Une bonne brebis doit avoir le corps grand, les yeux de même, fort réveillés et non troubles ; la queue, les jambes, et les tettines longues ; le ventre grand et large ; la démarche libre et alerte ; les jambes bas jointées ; la tête, le cou, le dos et le ventre bien garnis de laine : si la brebis est d'un bon tempérament, cette laine doit être longue, soieuse, déliée, luisante et blanche. Les noires ne sont pas si estimées, et les grises, ou celles qui sont tachetées de différentes couleurs, le sont encore moins; mais c'est principalement aux bonnes races qu'il faut s'attacher. Celles qu'on appelle flandrines, pour avoir été amenées des Indes en Flandre, donnent au moins deux agneaux par an, portent deux fois plus de laine et plus fine, que nos brebis communes. La race Flandrine réussit partout; on en peut tirer de Provence, du côté de Bayonne, et d'autres endroits de France.

Les béliers Flandrins avec nos brebis communes, rapporteraient un profit bien plus considérable. On les choisit à deux ans pour les garder à profit. On connaît l'âge des brebis, par les dents qui sont toutes égales jusqu'à trois ans, ensuite elles deviennent inégales.

Il faut au troupeau un beau bélier de grand corsage; les béliers à cornes sont les meilleurs, un seul suffit pour cinquante brebis : on ne doit point lui faire saillir les brebis avant trois ans, et il peut servir à cet usage jusqu'à huit ans. On connait l'âge du bélier à ses dents et encore à ses cornes, qui forment un nouvel anneau chaque année.

Les brebis sont fécondes depuis deux ans jusqu'à sept; elles portent pendant cinq mois : si on veut avoir des agneaux pendant l'hiver, il faut les faire saillir au mois d'août. Mais si on veut élever les agneaux, ce qui est toujours plus avantageux, on ne donne le bélier aux brebis qu'au mois d'octobre ou de novembre, afin que les agneaux naissent dans la belle saison, et profitent davantage.

Vers la mi-avril, si le temps est doux, on peut mener les agneaux séparément des brebis, vers onze heures ou midi, au milieu des bleds; ils en mangent la pointe des feuilles, et n'y font aucun mal.

Le temps de mener paître les troupeaux en automne et en hiver, c'est lorsque le soleil a dissipé la gelée ou la rosée, qui leur est très-nuisible, et leur donne des flux et des catarres qui les suffoquent; en été on les mène dès le matin, sitôt que la rosée est passée, et on les ramène vers les dix à onze heures, en les conduisant vers quelque ruisseau. On les relâche vers les trois heures, jusqu'aux approches de la nuit, qu'on les ramène encore sur le bord de quelque ruisseau.

Le berger doit leur donner un peu de sel deux heures avant que de les mener aux champs, et ne les laisser boire qu'après deux heures de pâturage, autrement le sel pourrait les rendre malades.

Pour rendre le bélier vigoureux et chaud au temps du travail, on lui donne tous les jours une demi-livre de pain d'avoine et de graines de chanvre.

Quelques jours avant l'accouplement, on fait boire de l'eau salée au bélier et à la brebis, mais on la retranche à celle-ci dès qu'elle est pleine : ce breuvage la ferait avorter.

L'agneau vient quelquefois de travers, ou pieds devant, alors il faut aider la brebis qui, sans un peu de secours, périrait avec son agneau. Avant de présenter l'agneau à la mère, il faut tirer et jeter le premier lait de la brebis, qui serait pernicieux à l'agneau. On enferme la brebis deux jours avec son agneau, afin qu'il apprenne à la connaître. On les tient chaudement, et on leur donne de bonne litière.

Toutes les brebis qui auront agnelé, doivent être enfermées et nourries pendant quatre jours avec du bon foin et du son mêlé avec un peu de sel, et on leur fait boire de l'eau tiède blanchie avec un peu de farine de millet ou de froment.

Le regain, qui est le second foin, leur est bon; on les nourrit aussi de cosses de pois et de vesces; l'orge leur est salutaire : au bout de quatre jours, on conduit la mère aux champs.

On peut donner aux agneaux de l'avoine, de la vesce moulue, du sainfoin, de l'herbe, des feuilles de saule ou de peuplier, ou de la farine d'orge, tous ces alimens leur étant très-bons. On ne les châtre qu'à six mois, et dans un temps où il ne fasse ni trop chaud ni trop froid.

Pour engraisser les Moutons. Menez-les paître dans les champs nouvellement moissonnés; faites-les boire en les y provoquant par un peu de sel ; tenez-les à l'ombre pendant le chaud : en hiver mettez-les dans une étable à part. A la fin de septembre, nourrissez-les de bon foin, et les abreuvez d'eau un peu salée, et même on leur donne de l'avoine et des pelotes. Dès que ces animaux sont parvenus au degré où ils peuvent engraisser, il faut s'en défaire ; on risquerait de les perdre si on les gardait l'hiver suivant.

La bergerie doit être curée au moins deux fois l'année, en mars et août ; il serait même avantageux de le faire plus souvent, les moutons y seraient plus sainement, parce qu'ils ressentiraient moins d'humidité, et leur laine en serait plus belle et meilleure.

ARTICLE II.

Maladies des Bêtes à laine, et leurs remèdes en général.

SI une brebis à l'œil rouge, elle est brûlée ; si l'œil est trop blanc, elle est pourrie. Ce qu'on dit des brebis, peut également s'appliquer aux moutons.

Outre les remèdes préservatifs généraux qu'on a donnés ci-devant, et qui peuvent servir pour toutes sortes d'animaux, en voici un autre qui est également excellent, tant pour les bêtes à laine que pour toutes sortes d'autres animaux.

Prenez une once de foie d'antimoine cru, enveloppez-le dans un linge, et le mettez tremper dans une pinte de vin blanc ; mêlez-y huit drachmes de séné ; on peut y ajouter de la muscade, du sucre et autres épiceries chaudes; car les maladies des animaux paissans, viennent presque toutes du froid et de l'humidité. Laissez infuser toutes ces drogues vingt-quatre heures, et les faites bouillir; donnez-en un demi-septier à chaque brebis.

Si c'est pour des chevaux, bœufs ou vaches, on leur en donne une pinte; aux autres animaux, proportionnément à leurs corps et forces, et on les tient en lieu chaud: ils se purgent par le haut et par le bas. Si les brebis ont la gale ou la rogne, tout sortira au dehors.

ARTICLE III.

Maladies des Bêtes à laine, et leurs remèdes en particulier.

Remarquez que les maladies des bêtes à laine, de même que celles des chèvres et cochons, ne sont pas en aussi grand nombre que les maladies des bœufs et vaches: c'est pourquoi, sans s'embarrasser de l'ordre alphabétique, on les placera comme on les trouve dans les originaux.

Rogne ou *Gale*. Les pluies froides qui les morfondent, un trop grand chaud qui les frappe lorsqu'elles sont tondues, et qui les met en sueur, les mouches qui les tourmentent trop, les ronces qui les égratignent après la tonde, occasionnent cette maladie.

La gale saisit souvent les brebis ou moutons par le menton, et leur cause une extrême langueur et un grand dégoût.

Remède. Cette maladie se guérit quelquefois aisément, en frottant le museau de la brebis avec un onguent fait d'huile de chenevis, d'alun de glace et de soufre vif, ou bien avec du vin dans lequel on aura lavé de l'antimoine cru.

Autre. Quelquefois la gale attaque le corps de l'animal; dans ce cas, prenez du camphre bouilli avec de l'huile d'olive, frottez-en le mal deux ou trois fois, et lavez la brebis d'abord avec de l'eau de lessive, ensuite avec de l'eau commune; ou bien servez-vous du remède général indiqué ci-dessus. Si c'est en hiver, il faut tenir l'animal chaudement.

Fièvre. On la connaît, quand la brebis cherche souvent le frais, qu'elle ne broute que la pointe des herbes et nonchalamment, marche avec peine, se laisse tomber en paissant, se retire seule et fort tard des pâturages.

Remède. Pour éteindre l'ardeur intérieure qui les consume, on les saigne entre les deux cornes du pied ou du talon; on ne leur donne point à boire pendant deux jours, et ensuite peu pendant la fièvre: la pluie leur est mortelle. On emploie les mêmes remèdes qu'on a enseignés pour les bœufs, en proportionnant la dose des drogues qui y entrent.

Autre. Le remède spécifique des anciens contre la fièvre et plusieurs autres maladies, est de faire bouillir l'estomac d'un bélier dans de l'eau et du vin, et d'en faire prendre le brouet à la brebis.

Poux. Remède. On se sert du même onguent que pour la rogne, et de l'eau de lessive, après quoi on les lave dans de l'eau nette.

Autre. Prenez de la racine d'érable, faites-la bouillir dans de l'eau, et frottez-en la brebis.

Clavelée ou *Claveau.* C'est une maladie fort dangereuse, qu'on connaît par quantité de cloux qui les font mourir. Ce mal se communique; on sépare celles qui en sont attaquées des autres.

Remède. On les guérit, en frottant le corps de l'animal avec de la poix-résine seule, ou un onguent composé d'alun, de soufre et de vinaigre, mêlés ensemble. Cette maladie est commune.

Toux. Remède. On fait avaler aux brebis attaquées de la toux, de l'huile d'amandes douces, mêlée dans du vin blanc un peu tiède; puis on leur donne à manger du pas-d'âne.

Autre. Un peu de mytridate dans une cuillerée d'eau-de-vie, est encore bon contre la toux et la morfondure.

Ventre enflé. L'enflure vient, ou d'avoir mangé des herbes contraires et pernicieuses à leur santé, ou de celles que les bêtes venimeuses auraient infectées

Remède. Faites-leur avaler une bonne verrée d'urine d'homme, ou gros comme un pois d'orviétan ou de thériaque délayé dans de l'eau.

Si ce mal est négligé, et que le poison gagne le cœur, il n'y a plus de remède.

Difficulté de respirer. Elle ne vient que d'une trop grande abondance de sang ou de quelque obstruction dans les conduits de la respiration.

Remède. On leur fend les naseaux, ou on leur coupe le bout des oreilles.

Morve. C'est la maladie la plus dangereuse de toutes les bêtes à laine; un écoulement d'humeurs visqueuses, blanches ou rousses par les naseaux, en est le signe : les poumons viciés en sont la cause. Il faut séparer la brebis morveuse des autres, qui la lécheraient et mourraient toutes.

Remède. On lui fait avaler une cuillerée d'eau-de-vie avec du mytridate.

Avortin, Vertige, Etourdissement; et en quelques endroits, *Sang, Folie, Tournant.* C'est une maladie dangereuse et fort difficile à guérir. Le soleil de mars et les trop grandes chaleurs la causent aux brebis, surtout pendant la canicule. Dès qu'elles en sont frappées, elles ne font que tourner et sauter sans aucun sujet, et sans se soucier de manger; elles bronchent à tout moment; et si, pendant l'accès, on leur touche le front ou les pieds, on y sent une chaleur excessive.

Remède. On les saigne à la tempe en petite quantité, ou bien à la veine qui est sous le nez, le plus haut que l'on peut; d'abord la bête s'évanouit : ce qui est ordinairement une bonne marque; et quelquefois aussi elle n'en relève point, car dans cet étourdissement, la brebis guérit ou meurt : mais on n'a rien à se reprocher quand on a apporté tous ses soins.

Brebis boiteuse. Tous les jours il arrive que les brebis boitent, et cela leur vient ou de lassitude ou d'avoir en les ongles amollis, en demeurant trop long-temps dans leur fiente. Si ce mal vient de lassitude, on ne les menera point aux champs avec les autres. S'il leur vient d'avoir les ongles amollis, coupez-en l'extrémité, mettez dessus de la chaux vive enveloppée d'un linge, et la laissez un jour seulement; ensuite mettez-y du vert-de-gris, et ainsi alternativement jusqu'à ce que les ongles soient guéris.

Abcès. Ils sont aisés à remarquer, par la tumeur ou bosse qu'ils poussent en dehors; en quelque endroit du corps qu'ils paraissent, il faut toujours les ouvrir, pour en faire sortir toute la corruption, et distiller dans la plaie de la poix fondue avec du sel brûlé et mis en poudre; puis donner à la brebis de la thériaque délayé dans de l'eau : elle poussera toute l'humeur maligne au-dehors, et purgera la brebis.

Peste. C'est une maladie où il n'y a point ou peu de remèdes, mais qu'on peut prévenir et empêcher à l'égard des brebis qui y sont sujettes.

Ce malheur arrive en été et en hiver. Pour les en garantir, on a soin, au commencement du printemps et de l'automne, de leur faire boire pendant quinze jours, tous les matins, auparavant d'aller aux champs, un breuvage fait d'eau dans laquelle on a trempé de la sauge et du marrube.

Vous pouvez aussi vous servir du remède contre la peste, qui a été enseigné ci-devant dans les maladies pestilentielles des bœufs, etc.

Jambe rompue. Remède. On la remet droite; on la frotte d'huile et de vin mêlés ensemble; on l'enveloppe d'un petit morceau de drap, autour duquel on met et lie de petites éclisses, et on donne quelques jours de repos dans la bergerie.

Furie du Bélier qui dogue. Remède. On perce avec une tarière les cornes du bélier, près des oreilles, à l'endroit où elles se courbent : ou bien on lui attache une petite pièce de bois dans laquelle on met quelques pointes qu'on attache et tourne vers le front : cela le corrige.

Sangsue avalée. Remède. Si la brebis a avalé une sangsue, mettez-lui dans la bouche de l'huile et du fort vinaigre chauds.

Maladie des Agneaux. Ils en ont peu, mais on les

connoît quand ils sont dégoûtés, ne tettent point, et ont le front chaud.

Remède. Dès qu'on s'aperçoit qu'ils sont atteints de quelques infirmités, il faut d'abord les ôter d'auprès de leur mère. Les signes qu'ils donnent des maladies, sont les mêmes qu'aux brebis : il n'y a de la différence que dans les remèdes : ainsi lorsque les agneaux ont la fièvre, on prend du lait de leur mère, avec autant d'eau de pluie qu'on leur fait boire.

Pour les autres maladies des agneaux, on emploie les remèdes qui viennent d'être enseignés pour les brebis.

CHAPITRE III.

Des Chèvres, Boucs et Chevreaux.

LEs chèvres sympatisent assez avec les brebis quant à la nourriture : mais quant au naturel, celui des chèvres est très-difficile.

ARTICLE PREMIER.

Profit, choix et nourriture des Chèvres.

LEs chèvres coûtent peu, et font un grand profit : elles aiment les montagnes et les endroits stériles, mais elles craignent beaucoup le froid : cependant la rosée leur fait du bien.

Leur chair, graisse, lait, peau, poil, et les chevreaux, qu'on nomme aussi cabris, sont d'un grand rapport : elles coûtent si peu, qu'on ne leur donne de foin que quand elles font leurs petits.

Les chèvres donnent beaucoup plus de lait que les brebis, et ce lait est beaucoup plus sain et meilleur. On trait les chèvres soir et matin, pendant cinq ou six mois de l'année, et elles rendent tous les jours quatre pintes de lait, dont on peut faire des fromages, parce qu'il caille aisément. Ceux qui veulent le ménager ne laissent téter le chevreau que quinze jours ou trois semaines.

Une bonne chèvre doit avoir la taille grande, la

marche ferme et légère, le poil épais, doux et uni, les mamelles grosses, et le pis gros et long : il faut aussi qu'elle soit large du derrière, qu'elle ait les [illegible] fortes, et les jambes courtes jointées : on préfère celles qui n'ont point de cornes. On les choisit depuis un an jusqu'à cinq, quoiqu'elles portent jusqu'à près de sept ans.

Le bouc doit avoir le corps grand, les jambes grosses, le cou charnu et court, la tête petite; le poil noir, épais et fort doux à la main; les oreilles grandes et pendantes, la barbe longue et touffue : ceux qui ont des cornes sont moins estimés. Un seul suffit depuis deux ans jusqu'à cinq, à une centaine de chèvres, après quoi on le châtre et élève comme s'ensuit : savoir, en été on le mène dans les lieux où il se plaît, et où il y a assez de nourriture et d'eau : en hiver, on lui donne des choux, raves, navets, sainfoin, un peu de sel et autres choses dont on a parlé pour les brebis, et on le tient chaudement.

Il faut nettoyer l'étable tous les jours, le fumier étant contraire, de même que l'excès de chaud et de froid.

Les chèvres sont en chaleur depuis la mi-septembre jusqu'à la fin de novembre : elles portent cinq mois; et il ne faut point les livrer au bouc qu'elles n'aient deux ans. Une bonne chèvre donnera d'une même portée deux ou trois chevreaux, mais il ne faut lui en laisser qu'un à nourrir : on fait élever les autres par celles qui n'ont point de petits.

ARTICLE II.

Maladies des Chèvres, et leurs remèdes en général.

Les chèvres sont sujettes aux mêmes maladies que les brebis, et se guérissent par les mêmes remèdes, excepté les quatre dont il sera parlé.

Remarquez 1° que, quand il y a contagion ou qu'on la craint, on ne doit jamais négliger les remèdes généraux et préservatifs qu'on a ci-devant enseignés : l'expérience apprendra combien ils sont précieux. 2° Si une bête est attaquée de maladie contagieuse, il faut toujours la séparer des autres pour empêcher la communication du mal.

ARTICLE III.

Maladies des Chèvres, et leurs remèdes en particulier.

Fièvre. La fièvre les rend tout d'un coup languissantes et abattues, les fait maigrir et mourir en peu de temps: elle leur vient presque toujours d'un excès de nourriture.

Remède. On les met à part, on les saigne et on les fait jeûner et reposer jusqu'à ce qu'elles soient tout-à-fait remises : on saigne aussi le reste du troupeau, et on ne le laisse paître qu'une fois le jour, pendant deux ou trois jours.

Hydropisie. Elle vient aux chèvres pour avoir bu trop d'eau.

Remède. Pour les guérir avant qu'elle soit formée, il leur faut faire une ponction ou incision au-dessous de l'épaule, afin de faire couler par là tout l'amas d'eau qui leur enfle le ventre : on met sur la ponction une emplâtre faite de poix de Bourgogne et de sain-doux, pour guérir la plaie.

Enflure. Elle vient aux chèvres après qu'elles ont chevroté.

Remède. On leur fait avaler une bonne verrée de vin rouge, ou un demi-septier de vin doux cuit.

Le mal sec. On connaît qu'elles en sont attaquées, lorsqu'elles ont les mamelles tellement desséchées, qu'il n'y a plus de lait du tout. Ce mal leur vient des grandes chaleurs.

Remède. On les guérit en les menant paître tous les jours à la rosée, et en frottant leurs mamelles avec de la crême. On peut aussi leur donner à manger des feuilles de vigne ou autres herbes tendres.

CHAPITRE IV.

Des Cochons.

LE cochon est un animal fort sale, fort gourmand, et qui fait beaucoup de dégât partout où il passe : mais c'est le plus fécond de tous les bestiaux; et celui dont on tire le plus d'utilité pour les alimens. Il vient bien dans tous pays : il mange de tout, n'est presque jamais rassasié, et vole toujours la mangeaille des autres."

ARTICLE PREMIER.

Choix, nourriture et engrais des Cochons.

ON appelle verrat, un cochon qui n'est point châtré; la truie est sa femelle : on doit choisir le verrat plus carré que long, court et ramassé, ayant la tête grosse, le grain court et camus, les oreilles grandes et pendantes, les yeux petits et ardens, le cou grand et gros, etc.

Un bon verrat suffit à dix truies ; on ne le fait jouer que quand il a un an : et quand il en a quatre ou cinq, il n'est plus bon à cet usage.

Une bonne truie a le corsage long et le ventre ample et large : elle est féconde depuis un an jusqu'à six ou sept, et cochonne deux fois l'année : elle porte quatre mois, et fait dans le cinquième ses petits, qui sont toujours en fort grand nombre, de dix ou douze au moins; on a vu en France des truies qui ont eu jusqu'à trente-sept petits d'une seule portée.

Quoique les cochons trouvent à vivre à la campagne, on n'est pas dispensé pour cela de leur donner de la nourriture à la maison, avant de les mener aux champs, et lorsqu'ils en reviennent, surtout l'hiver : cela les empêche de s'écarter, et les fait revenir tous ensemble à la maison. On sait que ces animaux ne sont point délicats : lavures d'écuelles, égoutures de fromages, fruits, légumes, tout leur convient.

Lorsqu'on veut engraisser un cochon, de manière qu'il fournisse beaucoup de chair et de bon lard, on le choisit de l'âge d'un an, et de grand corsage. Pour le disposer à bien prendre graisse, il ne faut pas lui donner tout d'un coup la nourriture bien forte : on commence à lui donner pendant huit jours des choux bouillis avec de l'eau, du petit-lait et des relavures, qu'on laisse refroidir jusqu'à ce qu'on puisse y endurer la main.

ARTICLE II.

Maladies des Côchons, et leurs remèdes en général.

OUtre les préservatifs qui sont communs à tous les animaux, comme il est ci-devant marqué, et qu'on ne peut trop avertir d'employer au besoin, on peut encore infuser dans de l'eau, pendant quinze ou vingt heures, de la graine ou des racines de concombres sauvages bien pilées, et en faire boire tiède aux cochons, de temps en temps : cela les préserve des maladies contagieuses.

ARTICLE III.

Maladies des Côchons, et leurs remèdes en particulier.

ON connaît qu'un porc est malade, quand il penche l'oreille, qu'il est plus paresseux et plus pesant que de coutume, ou qu'il est dégoûté ; quelquefois aussi, quoique malade, il ne donne aucun de ces signes. Quand on le voit diminuer peu à peu, il faut lui arracher à contre-poil une poignée de soies sur le dos : si la racine en paraît nette et blanche, c'est bon signe : mais si on y voit qulques marques sanglantes ou noirâtres, le cochon est malade.

Indigestion, Vomissement, dégoût et mal de rate. On joint ces quatre maladies, à cause du rapport qu'elles ont l'une avec l'autre.

Remède. Pour guérir le simple vomissement, ratissez de l'ivraie, mêlez-en les ratissures avec du sel que vous aurez bien fait sécher, et de la farine de fèves : donnez le tout au cochon avant qu'il aille aux champs.

Et pour guérir l'indigestion ou le dégoût, tenez le cochon enfermé dans son toit, afin de lui faire faire diète pendant vingt heures : ensuite donnez-lui beaucoup d'eau tiède, dans laquelle vous aurez laissé infuser pendant quinze ou vingt heures de la graine ou des racines de concombres sauvages bien pilées, et qu'on les donne de temps en temps comme il a été dit pour les préservatifs.

Trop de fruits mangés pendant les grandes chaleurs lui causent la rate : on la guérit, en lui faisant boire de l'eau où l'on aura laissé tremper du bois de [illegible], qui a la force de dissiper les crudités et les enflures intérieures.

Fièvre. On juge que le cochon a la fièvre, quand on le voit baisser la tête, la porter de travers, courir dans les champs, ensuite s'arrêter tout court et tomber étourdi. Il faut prendre garde de quel côté il penche la tête, pour le saigner à l'oreille opposée, et ne lui donner à manger que des choses qui puissent la rafraichir.

Enflure. Remède. On fait une décoction de choux rouges, qu'on leur donne à boire, ou bien on mêle de ces choux dans leur nourriture, ou on les nourrit simplement de feuilles de mûrier bouillies dans l'eau : tout cela dissipe l'enflure en peu de temps.

Catarre. Remède. Pour guérir les cochons du catarre, saignez-les sous la langue, et frottez le mal de sel broyé et de pure farine de froment.

Gale. On la frotte rudement à contre-poil avec de l'eau de lessive; ensuite on fait baigner le cochon dans de l'eau claire.

Peste. Il faut jeter les cochons qui en sont attaqués, n'y ayant point de remède; mais on les en préserve, en leur faisant boire de temps en temps de l'eau dans laquelle on a fait tremper pendant un jour des racines d'afrodille, comme on l'a dit ci-devant.

Léthargie. Remède. Pour guérir cette maladie qui leur fait perdre l'appétit, et les fait maigrir en peu de jours, il faut les tenir enfermés sans boire ni manger, pendant vingt-quatre heures; le leudemain, s'ils sont altérés, on leur donne de l'eau dans laquelle on a fait tremper des racines de concombres sauvages broyées. Après qu'ils ont bu, il leur prend un vomissement qui les guérit; ensuite on les nourrit de pois chiches ou de fèves arrosés de saumure; puis on leur fait boire de l'eau chaude, afin de les désaltérer, dans laquelle on peut mêler deux poignées de son, et la leur faire avaler.

FIN.

www.ingramcontent.com/pod-product-compliance
Ingram Content Group UK Ltd.
Pitfield, Milton Keynes, MK11 3LW, UK
UKHW020950180726
13838UKWH00003B/1231